Ich mach´ mein Ding – Das Resilienz Praxishandbuch für Powerfrauen

Das Resilienz Praxishandbuch für Powerfrauen. Wie du stressresistent wirst, psychische Widerstandsfähigkeit aufbaust und Depressionen vorbeugst inkl. 33 Tage Challenge

Vanessa Lehnert

Inhaltsverzeichnis

Vorwort

In unser aller Leben kann es zu schweren Momenten und harten Schicksalsschlägen kommen. Ein Unfall verändert vielleicht das ganze Leben, eine schwere Krankheit sorgt letztlich für eine zweite Chance oder der Tod einer nahestehenden Person führt dazu, dass der eigene Lebenssinn verloren geht. Wie kann es sein, dass es Menschen gibt, die nach solchen Schicksalsschlägen noch immer stark wirken und weitermachen, andere jedoch regelrecht daran zerbrechen? Warum blicken einzelne Menschen positiv und voller Mut in die Zukunft, völlig ungeachtet der negativen Erlebnisse, die ihr Leben bisher bestimmt haben? Die Antwort ist einfach und schwierig zugleich: Diese Menschen besitzen eine größere psychische Widerstandskraft als andere, auch Resilienz genannt – und genau um diese innere Kraft und um die Besonderheiten, die resiliente Menschen ausmachen und stärken, dreht sich das vorliegende Buch.

Dieser Ratgeber basiert auf der Autobiografie von Vanessa Lehnert, die anderen als Mutmacher dienen soll. Denn selbst nach Unfällen, die zu lebenslangen Beeinträchtigungen führen, gibt es keinen Grund, einfach aufzugeben. Dafür ist das Leben zu besonders, zu wunderbar und bietet zu viele Möglichkeiten für die Zukunft. Jeder kann lernen, wie er mit Beeinträchtigungen umgehen kann. Ein erfülltes und glückliches Leben wartet auf jeden von uns, wenn wir nur den Mut aufbringen, trotz schwieriger Lebensphasen weiterzumachen.

In diesem Buch wird das Thema „Resilienz" behandelt und ihre einzelnen Säulen, die überhaupt erst für innere Stärke sorgen, werden genauer vorgestellt. Klassische Probleme, die zu einem geringen Selbstwertgefühl sowie zu Schwierigkeiten im Alltag führen, werden betrachtet, um einen Blick auf die Ursachen für die mangelnde Zufriedenheit so vieler Menschen zu werfen. Zudem findest du Übungen für ein stärkeres Selbstwertgefühl, mehr innere Gelassenheit und eine Einstellung, mit der dir die Meinung anderer Menschen über dich selbst weniger wichtig wird.

Am Ende des Buches unterstützt dich die große 33-Tage-Liste dabei, Tag für Tag zu mehr Wohlbefinden und Zufriedenheit zu finden. Selbst in schwierigen Momenten im Leben sollte man niemals aufgeben, sondern lernen, immer das Beste aus der aktuellen Situation zu machen und positiv in die Zukunft zu blicken, egal, wie schwierig die Gegenwart gerade auf dich wirkt.

An dieser Stelle wünsche ich dir erst einmal viel Freude beim Lesen und viel Mut für alle Herausforderungen, die in der Zukunft auf dich warten!

Hinweis: Aus Gründen der besseren Lesbarkeit werden in diesem Ratgeber größtenteils männliche Formen verwendet, die jedoch für alle Geschlechter gelten sollen.

Rückblick

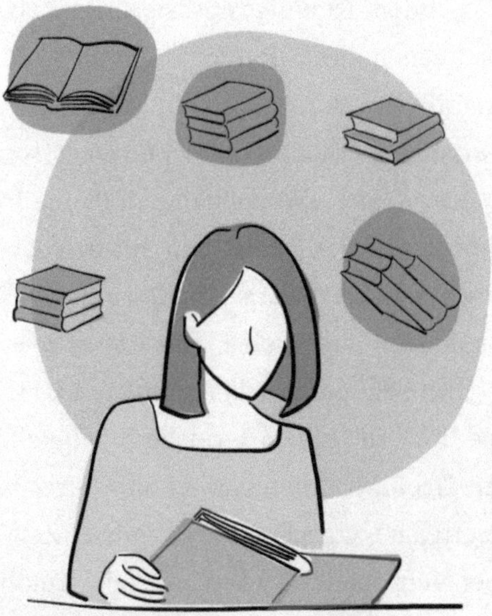

An dieser Stelle findest du zunächst einen Rückblick über das bisher Geschehene: Du erfährst, warum Vanessa Lehnert eine Autobiografie veröffentlichte, das heißt, welches Ziel mit der Veröffentlichung ihres Lebenswerkes verfolgt wurde. Das vorliegende Buch knüpft an ihre Autobiografie an, die bereits erschienen ist, und beschäftigt sich mit dem in der heutigen Zeit so wichtigen Thema „Resilienz". Seitdem ist einiges passiert, was letztendlich zur Veröffentlichung dieses Ratgebers geführt hat.

Vanessa erlitt im Alter von nur fünf Jahren einen schweren Verkehrsunfall, der ihr Leben von diesem Tag an völlig veränderte. Nach zweimonatigem Koma folgte ein langer Kampf zurück ins Leben, um mit den zahlreichen Beeinträchtigungen nach dem Unfall zurechtzukommen und Verbesserungen zu erzielen. Das Lebenswerk wurde aus vielen Gründen geschrieben: um anderen Mut zu machen und um zu zeigen, welche Fähigkeiten trotz vorhandener Beeinträchtigungen in uns veranlagt sind und wie falsch es ist, vorschnell über andere Menschen zu urteilen. Aber nicht zuletzt stecken hinter der Autobiografie der Wunsch und das Bedürfnis, ein düsteres Kapitel des eigenen Lebens aufzuarbeiten – mit einem positiven Blick auf die Zukunft.

Vor allem hat Vanessas Unfall dazu geführt, dass sie einen langen Weg zurück ins Leben gegangen ist. Viele ihrer Einschränkungen sind entweder im Laufe der Zeit ein wenig besser geworden oder haben sie dazu veranlasst, letztlich mit ihnen leben zu können. Zeit war in diesem

Zusammenhang ein entscheidender Faktor, da diese unabdingbar ist, um den Umgang mit Einschränkungen aller Art zu lernen. Nach dem schweren Unfall und einer langen Zeit in der Rehabilitationsklinik fand Vanessa nach schwierigen Schuljahren eine passende Arbeitsstelle, die sie seither erfüllt. Durch alles, was geschehen ist, blieb ihr nur die Möglichkeit, sich an die neue Situation anzupassen. Das führte fast schon automatisch dazu, dass sie sich intensiv mit der Positiven Psychologie, mit innerer Stärke und mit der Fähigkeit beschäftigte, nach schweren Schicksalsschlägen mutig und motiviert weiterzumachen.

So ist es letztendlich zu diesem Buch gekommen: Resilienz, die innere Widerstandskraft, ist der Schlüssel für mehr Wohlbefinden im Leben. Ganz gleich, ob nach einem schweren Schicksalsschlag oder ganz im Allgemeinen in schwierigen Momenten im Leben ist es wichtig, an sich selbst zu glauben. Positiv in die Zukunft zu blicken, die aktuelle Situation zu akzeptieren und sich sein eigenes Leben bestmöglich zu gestalten, sind nur einige Dinge, um die es beim Thema der Resilienz geht. In diesem Ratgeber erfährst du, worauf es dabei ankommt, wie du die einzelnen Säulen deiner Resilienz stärken kannst und warum gerade angesichts bestimmter Beeinträchtigungen die Resilienz so wesentlich ist, um sich ein glückliches Leben aufzubauen.

Was bedeutet „Resilienz“ eigentlich?

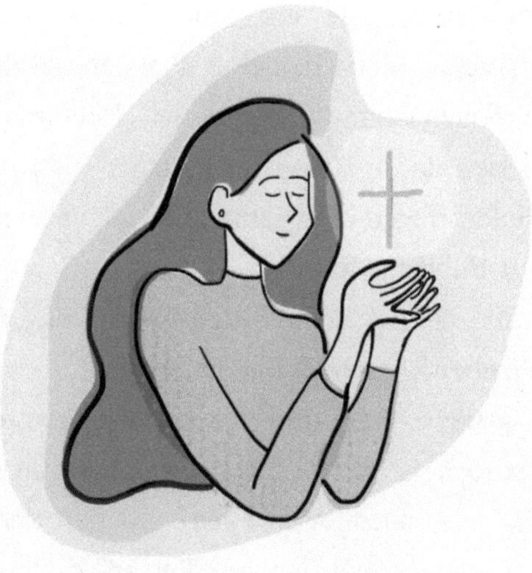

Der Begriff der Resilienz wird seit einigen Jahren immer bekannter, er wird aber teilweise mehrdeutig oder in unterschiedlichen Zusammenhängen verwendet. Daher betrachten wir die Bedeutung erstmal ein wenig genauer. Resilienz lässt sich von dem lateinischen Wort „resilire“ ableiten, was so viel wie „abprallen“ oder „zurückspringen“ bedeutet. Gemeint ist damit die psychische Widerstandskraft eines Menschen. Personen mit der Eigenschaft der Resilienz lassen somit Schicksalsschläge eher an sich abprallen als weniger resiliente Menschen. Sie überstehen schwierige Lebenssituationen ohne anhaltende Beeinträchtigung und lassen sich durch Herausforderungen aller Art nicht gleich herunterkriegen oder zerbrechen gar an ihnen. Dies zunächst zur Begriffserklärung.

Stelle dir einmal zwei Menschen vor, die von einem Erdbeben heimgesucht werden. Die resiliente Person ist genauso betroffen wie die weniger resiliente Person, dennoch ist sie eher in der Lage, angemessen zu handeln und nach Auswegen aus der derzeitigen Situation zu suchen. Die andere Person, die psychisch nicht besonders widerstandsfähig ist, zerbricht regelrecht an den Umständen, fühlt sich wie gelähmt und weiß gar nicht, wie es nun weitergehen soll. Dieses Beispiel macht die Unterschiede in Bezug auf die Reaktions- und Handlungsweisen beider Personen deutlich, die von ihrer jeweiligen psychischen Widerstandsfähigkeit abhängig sind. Obwohl es womöglich nicht so wirkt, handelt es sich bei der Fähigkeit zur Resilienz definitiv nicht um etwas Unerreichbares oder um etwas, was du nicht beeinflussen könntest. Diese Art der Widerstandskraft basiert auf verschiedenen Fähigkeiten, über die du nachfolgend noch mehr erfahren wirst.

Resilienz lässt sich also trainieren. Dabei sind verschiedene Faktoren, häufig die „Säulen der Resilienz" genannt, entscheidend. Es ist uns möglich, die nötigen Fähigkeiten zu trainieren, im Laufe der Zeit zu verbessern und somit innerlich stärker zu werden. An dieser Stelle erfährst du zunächst einmal mehr über die Säulen, auf denen die Resilienz aufbaut und die zusammen für ein starkes psychisches Grundgerüst sorgen. Jede einzelne Säule ist notwendig, um mehr innere Stärke aufzubauen. Wenn nicht alle sieben Säulen stark genug sind, kann kein solides Fundament entstehen, welches uns bei Schicksalsschlägen aller Art unterstützt.

Die Resilienz besteht aus insgesamt sieben Säulen:

- ***Akzeptanz***

Vieles, was passiert, lässt sich nicht ändern. Du kannst nach einer schweren Erkrankung oder einem Autounfall mit dem hadern, was geschehen ist. Das raubt dir allerdings Energie, setzt dich unter Stress und sorgt ganz sicher für ein nie endendes Gedankenkarussell und zahlreiche schlaflose Nächte. Es ändert sich aber dadurch nichts an den Umständen, und du kannst auf diese Weise leider nicht ungeschehen machen, was passiert ist. Du wirst womöglich sogar eines Tages daran zerbrechen, solange du nicht annimmst, was dir widerfahren ist. Daher ist Akzeptanz eine der wichtigsten Säulen überhaupt, wenn es um die Resilienz geht. Sobald du akzeptierst, was passiert ist, kannst du von diesem Punkt aus weitermachen und nach Lösungen suchen. Je mehr du hingegen mit dem Geschehenen haderst, desto mehr Energie verschwendest du. Egal, wie ungerecht es wirken mag: Es ist nun einmal passiert, und zwar dir und nicht jemand anderem. Akzeptanz unterstützt dich dabei, in solchen Momenten stark zu bleiben und dich nicht der Verzweiflung hinzugeben.

- ***Lösungsorientierung***

Denke einmal an eine schwierige Situation in deinem Leben zurück: Wie hast du diese wahrgenommen, als Problem oder als Herausforderung, die eine Lösung erforderte? Du kannst dich entweder auf das „Problem" konzentrieren und dich darüber ärgern – und wirst dadurch sicher keine gute Lösung finden. Oder aber du erkennst, dass es eine Herausforderung gibt, und konzentrierst dich dann auf das Finden einer angemessenen Lösung. Dadurch verhinderst du, dass du verzweifelst oder gar in eine Art Starre gerätst, sondern beginnst, über mögliche Lösungswege nachzudenken. Resilienz ist daher ohne eine Lösungsorientierung nicht denkbar – solange du dich dagegen lediglich mit dem Problem befasst, fällt es dir schwer, überhaupt voranzukommen. Alles hängt also davon ab, wo dein eigener Fokus liegt und von welchem Blickwinkel aus du das vorhandene „Problem" betrachtest.

- ***Optimismus***

Alles im Leben lässt sich von einer schlechten sowie von einer guten Seite aus betrachten. Das halb volle beziehungsweise halb leere Glas ist das beste Beispiel hierfür, der jeweils andere Blickwinkel macht einen echten Unterschied aus! Es geht daher ähnlich wie bei der Lösungsorientierung darum, den eigenen Blickwinkel zu verändern und eine positivere Sicht auf die Dinge zuzulassen. Resiliente Menschen sind optimistisch und blicken positiv und voller Hoffnung in die Zukunft. Das führt dazu, dass einzelne negative Ereignisse nicht so niederschmetternd auf sie wirken wie auf andere. Schließlich besteht stets eine Chance, die Herausforderungen des Lebens zu bewältigen und aktiv Lösungen zu finden. Es gibt außerdem keinen Grund, immer vom Schlimmsten auszugehen. Vielmehr entmutigt eine solche Haltung uns und raubt uns die Kraft, die erforderlich ist, um weiterzumachen.

- ***Soziale Bindungen***

Einsamkeit tut uns nicht gut und schwächt sogar unsere psychische Widerstandskraft. Soziale Bindungen sind daher für unsere innere Stärke entscheidend und helfen uns dabei, uns zufrieden und ausgeglichen zu fühlen. Egal, ob es die Familie ist oder ob es sich um Freunde oder den Partner handelt: Durch soziale Bindungen wirst du innerlich gestärkt und hast die Kraft, schwierige Momente im Leben durchzuhalten. Durch die unterschiedlichen Persönlichkeiten und Fähigkeiten der einzelnen Personen erhältst du im besten Fall in jedem Moment genau die richtige Unterstützung. Versuche daher nicht, alles immer allein zu bewältigen. Selbst wenn du bereits Ausgrenzung in deinem Leben erfahren hast oder Personen begegnen bist, die dir definitiv nicht gutgetan haben, betrifft das längst nicht alle Menschen. Gerade einige wenige, dafür aber sehr gute Freunde sind enorm wertvoll, um sich psychisch noch stärker zu fühlen.

- ***Selbstreflexion***

Wer weiß, welche Stärken und Schwächen in einem selbst stecken, weiß auch um seinen eigenen Wert. Selbstreflexion hilft uns dabei zu erkennen, wer man ist, was man kann und warum man besonders ist. Dank dieser Fähigkeit bist du dazu in der Lage, dein eigenes Denken und Handeln kritisch zu hinterfragen und Schlüsse daraus zu ziehen.

Wenn du zum Beispiel auf die Absage eines Treffens schnell verletzt reagierst, dann solltest du prüfen, was dahintersteckt. Das Gleiche gilt für das Empfinden einer übertriebenen Eifersucht in Bezug auf den Partner, die vielleicht auf schlechte Erfahrungen in früheren Beziehungen oder auf ein mangelndes Selbstwertgefühl zurückzuführen ist. Auf diese Weise wirst du mit der Zeit resilienter und kannst deine Schwächen aktiv aufdecken und angehen.

- ***Positive Zukunftsplanung***

Niemand muss sich einfach vom Leben mitreißen lassen, ohne selbst etwas unternehmen zu können, zumindest nicht mehr in unserer heutigen Zeit. Du hast die Möglichkeit, dir Ziele zu setzen, Pläne, Träume und Wünsche zu haben und deine Zukunft aktiv zu gestalten. Lasse dich nicht von den äußeren Umständen und gesellschaftlichen Erwartungen bestimmen, sondern suche besser selbst nach Möglichkeiten und Chancen, um deine Wünsche umzusetzen. Eine solche Sicht auf die Dinge macht dich innerlich stärker, fördert eine optimistische Grundhaltung und bringt langfristig mehr Glück und Zufriedenheit in das eigene Leben.

Nehmen wir einmal an, dass du dir als Ziel gesetzt hast, im nächsten Jahr bei einem Zehn-Kilometer-Lauf mitzumachen. Mit einem solchen Ziel hast du etwas, worauf du dich freuen und worauf du hinfiebern kannst. Kleine Teilziele sind dann das Absolvieren der wöchentlichen Laufrunden sowie das erstmalige Schaffen der fünf Kilometer am Stück ohne Pause. Solche Ziele motivieren uns und führen dazu, dass wir deutlich positiver in die Zukunft blicken.

- ***Eigenverantwortung***

Einige Menschen begeben sich im Angesicht eines Schicksalsschlags in eine Opferrolle. Sie bemitleiden sich selbst und sind traurig darüber, dass scheinbar nichts funktioniert und alles sich gegen sie verschworen hat. Diese Opferrolle macht uns jedoch schwach und verzweifelt und führt keineswegs zu einer Besserung der allgemeinen Situation, ganz im Gegenteil! Resiliente Menschen hingegen begeben sich aus der Opferrolle hinaus und machen sich frei von einer solchen. Eigenverantwortung zu übernehmen, ist hier das Zauberwort. Psychisch widerstandsfähige Personen handeln aktiv, übernehmen Verantwortung und nehmen es selbst in die Hand, ihr Leben bestmöglich zu gestalten.

Alle sieben Säulen der Resilienz sind essenziell, um schwere Schicksalsschläge zu bewältigen. Wenn du dich darauf konzentrierst, diese einzelnen Fähigkeiten zu stärken, dann bist du bereits einen wichtigen Schritt weitergekommen. Auf den folgenden Seiten erfährst du mehr darüber, was Resilienz in der Praxis bedeutet und warum es so entscheidend ist, die genannten Fähigkeiten zu trainieren. Gerade dann, wenn du bei dir selbst Schwächen in einigen Bereichen entdeckt hast, ist das nichts Schlimmes, sondern eine geeignete Ausgangslage, um dort anzusetzen und deine Resilienz Stück für Stück zu stärken.

WAS BEDEUTET RESILIENZ IN DER PRAXIS?

Resilienz bedeutet, wie du nun weißt, unter anderem, dass wir bestimmte Situationen und Umstände lernen anzunehmen, die uns im Laufe des Lebens begegnen. Entscheidend ist es somit, nicht gegen Schicksalsschläge anzukämpfen, sondern diese anzunehmen. Die Frage „Warum gerade ich?“ sollte man sich am besten gar nicht stellen. Besser ist es zu sagen, dass „gerade ich“ die Idee ist, da es eine Person trifft, die weiß, damit umzugehen, oder dies nun lernen kann. Denn bevor neue Ereignisse oder Veränderungen aus Angst vor Konsequenzen abgelehnt werden, ist es besser, die Situation anzunehmen.

Im Anschluss kannst du immer noch feststellen, dass diese Veränderungen dir nicht guttun. Der Gedanke dahinter ist, dass man sich sagen kann, dass man es versucht, es aber nicht funktioniert hat. Wenn du nie etwas Neues ausprobierst, kannst du gar nicht herausfinden, ob sich etwas gut anfühlt oder eben nicht. Vielleicht hast du in der Vergangenheit schon viele Chancen auf neue Erfahrungen versäumt, aus Angst, eine Situation anzunehmen und von dieser ausgehend vorwärtszugehen.

Auf diese Weise hast du durch den Versuch, dich auf die Herausforderung einzulassen, ein positives Gefühl, stehst zu dir selbst und kannst stolz auf dich sein, weil du dich auf neues Gebiet gewagt hast. Als resilienter Mensch kennst du deine Stärken genau wie deine Schwächen und weißt, wo deine körperlichen und seelischen Grenzen sind. Es ist essenziell zu wissen, bis wohin du gehen kannst, ohne deine Grenzen zu überschreiten. Das gelingt dir nur, wenn du weißt, dass es solche Grenzen gibt und wo sie genau liegen. Resilienz schließt also die Fähigkeit ein, sich in Bezug auf eigene Ängste zu überwinden und seine Grenzen zu kennen und zu respektieren.

Bedeutsam ist es außerdem, andere Sichtweisen zu verstehen, ohne dadurch die eigene zu verlieren. Es geht nicht darum, die eigene Meinung sofort zu ändern, nur weil die Mitmenschen andere Ansichten haben. Es geht vielmehr darum, anderen Menschen zuzuhören und sie zu verstehen, ohne sich dabei direkt von den eigenen Überzeugungen zu verabschieden. Ein resilienter Mensch muss seine Ansichten nicht verstecken oder ständig den anderen anpassen, weil ihm sein eigener Wert als Person bewusst ist. Aber es gibt ebenso wenig einen Grund, sich über andere Meinungen zu ärgern oder zu versuchen, andere Personen krampfhaft umzustimmen. Wer weiß, was er will und wer er ist, kann ganz anders mit andersartigen Ansichten umgehen. Wenn du daher Menschen kennst, die die Meinung anderer nicht akzeptieren können, dann weißt du jetzt, dass sie höchstwahrscheinlich nicht sehr resilient sind.

Eine gewisse Kompromissfähigkeit ist dennoch von Bedeutung, wenn es darum geht, im Leben bestimmte Dinge zu erreichen. Grundsätzlich ist es entscheidend, alles Notwendige zu geben, wenn diese Taten am Ende zu einem Ergebnis führen. Es kann allerdings vorkommen, dass das fest vor Augen stehende Ziel nur dann erreicht wird, wenn dafür der eine oder andere Kompromiss eingegangen wird. Das Gleiche gilt für das Einbeziehen von Familie und Freunden: Man pflegt schließlich Beziehungen zu ihnen und unterstützt sich gegenseitig. Sie ermöglichen einem oftmals vieles, was allein kaum denkbar wäre. Daher ist die besagte Kompromissfähigkeit so bedeutsam.

Es ist essenziell, die eigenen Werte zu kennen und danach zu leben. Denn auf diese Weise kannst du dein Leben entsprechend gestalten. Wenn du es willst, an dich glaubst und weißt, wer du bist, kannst du selbst aus unmöglich erscheinenden Momenten etwas Gutes ziehen. Sobald du weißt, worin deine Stärken und Schwächen liegen, und erkennst, was dich als Mensch auszeichnet, kannst du viel selbstbewusster durchs Leben gehen. Der Aufbau deiner inneren Stärke hängt in jedem Fall davon ab, ob und wie sehr du deinen eigenen Wert erkannt hast.

Zu guter Letzt ist es entscheidend, selbst- statt fremdbestimmt zu leben. In vielen Dingen, die du dir so nicht gewünscht hast, kannst du einen Sinn finden, selbst wenn das anfangs schwierig erscheint. Dennoch hilft es nichts, wenn du beispielsweise im Falle von Schicksalsschlägen ständig nach dem Warum fragst. Vielmehr bedeutet Resilienz, dass du lernst, diese anzunehmen, und es schaffst, trotzdem weiterzumachen. Das ist schwer, keine Frage. Doch du wirst auf diese Weise zu einem stärkeren Menschen werden und kannst dich über die schönen Dinge im Leben vielleicht sogar mehr freuen, als es vorher der Fall war.

Resilienz hilft dir dabei, mehr aus dem eigenen Leben zu machen und seine schönen Seiten in allen Situationen zu erkennen. Wenn du manchmal das Gefühl hast, bei all dem Stress um dich herum und den vielen Herausforderungen im Leben kaum noch atmen zu können, dann findest du in diesem Buch echte Unterstützung für deinen weiteren Lebensweg. Dadurch kannst du dich bei kleineren sowie bei größeren Herausforderungen darauf verlassen, dass du diese mit der Zeit leichter nehmen kannst. Wie genau das möglich ist und welche Auswirkungen einzelne Herausforderungen im Leben darauf haben, erfährst du in den nächsten Kapiteln.

Aus Beeinträchtigungen das Positive herausziehen

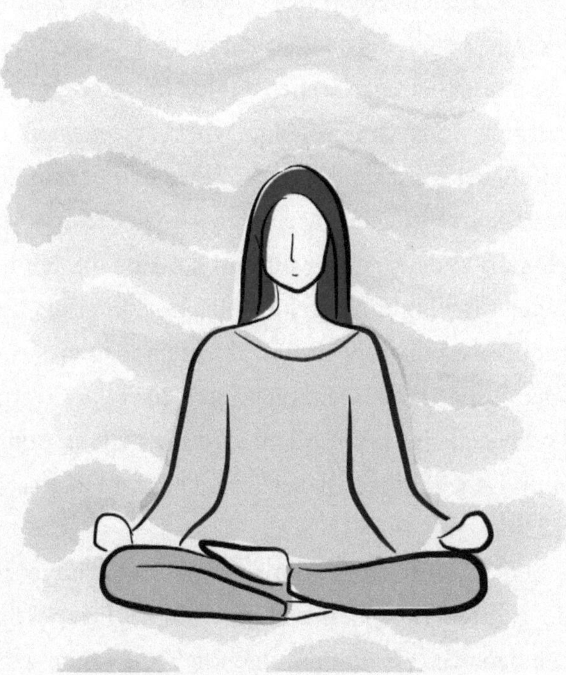

Resilienz bedeutet, ein wenig zusammengefasst, mit schwierigen Situationen und Schicksalsschlägen zurechtzukommen, psychisch stärker zu werden und zu lernen, schlimme Ereignisse und Umstände im Leben anzunehmen. Mit einer solchen Einstellung fällt es uns leichter, aus Beeinträchtigungen und scheinbar negativen Geschehnissen das Positive herauszufiltern. Die Akzeptanz eines Zustandes, der sich nicht ändern und verbessern lässt, ist unerlässlich. Eine blinde Person kann sich beispielsweise am Vogelgezwitscher erfreuen und die Vielfalt der Welt entdecken, ohne an ihrer Blindheit zu verzweifeln. Ein gehörloser Mensch wiederum nimmt die Welt ganz anders wahr, weil ihm der Hörsinn fehlt. Es gibt weder für blinde noch für gehörlose Menschen die Notwendigkeit zu verzweifeln. Vielmehr haben sie die Möglichkeit, aus ihren Beeinträchtigungen etwas Positives herauszuziehen: Es ist vor allem ihre Einstellung und ihr Blick aufs Leben, die in dieser Hinsicht den Unterschied ausmachen.

Resiliente Menschen sind also dazu in der Lage, ihre Gefühle zu steuern und gezielt bestimmte Perspektiven einzunehmen. Es bleibt uns eigentlich oft kaum etwas anderes übrig, als bestimmte Gegebenheiten anzunehmen, wie sie sind. Du hast somit die Möglichkeit, mit schwierigen Situationen und Unglücken zu hadern und dich immer wieder zu fragen, warum es gerade dir passieren musste. Oder aber du wählst einen anderen Weg: den eines resilienten Menschen. Zunächst akzeptierst du, was ist und was sich nicht ändern lässt. Von dort aus fällt dein Blick auf die Zukunft, die viel Wunderbares bietet und die du selbst bestmöglich gestalten kannst. Versuche also stets, die positiven Seiten einer Situation zu sehen und dich auf diese zu konzentrieren. Dabei musst du natürlich nichts schönreden. Doch meist findest du dadurch auch ein paar positive Auswirkungen vermeintlich negativer Ausgangssituationen.

Bei blinden und gehörlosen Menschen werden durch ihre Beeinträchtigung zum Beispiel ihre anderen Sinne extrem geschärft. Im Kern geht es darum, innerlich stark genug zu sein, um diese positiven Aspekte zu entdecken. Das klingt leichter, als es ist, denn es gehört viel Stärke und Mut dazu, eine Beeinträchtigung zu akzeptieren und sogar darüber hinaus zu erkennen, warum diese vielleicht sogar positive Aspekte beinhaltet. Mache dir bewusst, dass jede Beeinträchtigung und jede vermeintlich schlimme Situation dich dazu bringen, stärker zu werden, und dich dabei unterstützen, den Wert des Lebens neu zu entdecken.

MIT PSYCHISCHEN UND PHYSISCHEN EINSCHRÄNKUNGEN UMGEHEN

Nach einem Unfall – oder von Geburt an – kann es dazu kommen, dass psychische und physische Einschränkungen auftreten. Ein guter Umgang mit solchen Einschränkungen fällt den meisten (zunächst) schwer, vor allem dann, wenn diese plötzlich auftreten. Vielleicht haben es Kinder ein wenig leichter, mit einem entsprechenden Trauma umzugehen – leichter, jedoch nicht einfach. Denn die Herausforderungen bleiben weiterhin bestehen. An dieser Stelle findest du die Einschränkungen vor, mit denen Vanessa Lehnert laut ihrer Beschreibung in der Autobiografie umgehen musste und die sowohl psychischer als auch physischer Art sind:

- Gehbehinderung
- Sprachbehinderung
- Defizite in der (Fein-)Motorik
- Hirnorganisches Psychosyndrom (HOPS)
- Symptomatik ähnlich der Demenz
- fehlende Orientierung und stark eingeschränkte Belastbarkeit (Komaremissionsstadium)
- Schluckstörung
- zeitweiser Verlust der Geh- und Stehfähigkeit
- linksbetonte Ataxie im Rumpf und in den Extremitäten

Diese Beeinträchtigungen führten zu einem langen Aufenthalt in der Rehabilitationsklinik sowie zur Notwendigkeit, nach dem erfolgten Unfall den Kampf zurück ins Leben aufzunehmen. Nach rund vier Jahren im Rollstuhl direkt nach dem Unfall konnte Vanessa sich so weit erholen, dass der Rollstuhl nicht mehr erforderlich war. Die Sprachbehinderung hingegen ist nur ein

Beispiel ihrer Beeinträchtigungen, die weiterhin bestehen bleibt und selbst durch lange Therapie nicht vollständig behebbar ist, was in der Natur der Störung liegt. Einige Einschränkungen wurden mit der Zeit besser, bei anderen war das jedoch in weniger umfangreichem Ausmaß der Fall. Hier hängt es nicht nur von jedem Menschen einzeln ab, wie das Leben weitergeht und gestaltet werden kann, sondern genauso von den individuellen Heilungsprozessen sowie von den Beschwerden an sich.

Der Umgang mit psychischen und physischen Beeinträchtigungen ist nicht einfach, so viel steht fest. Es ist ein großes Maß an innerer Stärke erforderlich, um langsam zu lernen, mit ihnen zu leben, und sich im Umgang mit anderen Menschen entsprechend zu behaupten. Schließlich führen Einschränkungen aller Art oft zu Unverständnis, zu Mobbing und Ausgrenzung, was die gesamte Situation noch zusätzlich erschwert. An erster Stelle ist daher nach dem Auftreten von Beeinträchtigungen die Akzeptanz der Situation nötig. Schließlich lassen sich viele Einschränkungen weder verbessern noch rückgängig machen. Sobald man dies akzeptiert, kann man von diesem Punkt aus weitermachen. Menschen, die mit Einschränkungen aller Art leben müssen, haben oft keine andere Wahl, als resilienter zu werden, um sich nicht völlig hängenzulassen. Diese Fähigkeit ist unglaublich wertvoll: nach einem Schicksalsschlag nicht aufzugeben und nicht daran zu zerbrechen, sondern zu lernen, weiterzumachen und das Leben zu schätzen.

KRAFTSPORT ALS CHANCE FÜR KÖRPERLICHE FITNESS NUTZEN

Aufgetretene Beeinträchtigungen als gegeben hinzunehmen und nicht zu versuchen, etwas zu unternehmen, um sein Leben zu verbessern, ist selbstverständlich möglich. Doch dies bedeutet, in der Opferrolle zu verharren. Es gibt allerdings bei fast allen Beeinträchtigungen die Möglichkeit, den Körper und den Geist zu stärken, anstatt passiv zu bleiben. Eine interessante Möglichkeit wäre es, mit Kraftsport zu beginnen, der für die körperliche Fitness entscheidend ist. Es ist in den meisten Fällen möglich, seinen gesamten Lebensstil zu verändern und so umzuwandeln, dass Körper und Geist Schritt für Schritt gestärkt werden. Das erfordert Disziplin und einen eisernen Willen, macht sich aber auf jeden Fall bezahlt.

Zu beachten ist meist, dass nach einem Schicksalsschlag wie bei Vanessa Therapien mit zum Alltag gehören. Nach mehreren Operationen und Aufenthalten in der Rehabilitationsklinik ist es dann häufig ganz normal, nach der Arbeit oder der Schule noch zur Therapie zu gehen. Der zeitliche Aufwand ist nicht zu unterschätzen, da gerade neben einem Vollzeitjob so gut wie keine Zeit mehr für anderes bleibt. Die Möglichkeit, zusätzlich zur Therapie noch Kraftsport zu betreiben, ergibt sich daher aus Zeitgründen nicht unbedingt. Daher ist es für Betroffene wichtig zu verstehen, dass eine Entscheidung zu treffen ist: Kraftsport anstelle einer immer gleichbleibenden Therapie zu betreiben, kann vor allem nach einiger Zeit nach einem Unfall eine echte Unterstützung darstellen. Während bei einer Therapie irgendwann keine wirklichen Erfolge mehr sichtbar sind, kann das beim Kraftsport anders aussehen.

Entscheidend ist natürlich, Kraftsport behutsam zu betreiben, sich beraten zu lassen und die Muskeln langsam aufzubauen. Schließlich ist das Ziel, die eigene Gesundheit zu verbessern, anstatt sich überzustrapazieren. Kraftsport kann dabei helfen, ein Ungleichgewicht in Bezug auf die Kraft auszugleichen und insgesamt stärker zu werden. Nicht zuletzt hilft Kraftsport dabei, Bewegungen kontrolliert auszuführen und wieder die körperliche Fitness im Allgemeinen zu stärken. Das ist sicherlich nicht nur nach einem Unfall von Vorteil für den Körper. Durch diese Sportart kann man seine frühere Kraft zurückgewinnen. Die positiven psychischen Auswirkungen sind ebenfalls nicht zu unterschätzen, da diese stark zum eigenen Wohlbefinden beitragen. Kraftsport hilft dabei, sich auch innerlich stärker zu fühlen, schüttet eine ordentliche Portion Glückshormone aus und unterstützt nicht zuletzt sogar einen gesunden Schlafrhythmus. Damit kann Sport so viel mehr erreichen, als nur einen Körper zu erhalten, wie er in den sozialen Medien gerne zur Schau gestellt wird. Einen Versuch ist Kraftsport daher in jedem Fall wert. Maßgeblich ist dabei, mit dem behandelnden Arzt oder Physiotherapeuten über die jeweiligen Möglichkeiten zu sprechen. Auf diese Weise verhindert man, dass man sich übernimmt oder sich sogar aus Unwissenheit Verletzungen zuzieht.

DEN AUFENTHALT IN DER REHABILITATIONSKLINIK AKTIV NUTZEN

Viele Beeinträchtigungen psychischer und physischer Art gehen früher oder später mit einem Aufenthalt in der Rehabilitationsklinik einher. Die Therapien sowie der gesamte Tagesablauf können einem sehr schwerfallen, und die jeweiligen Erfahrungen sind in diesen Momenten oft nicht unbedingt positiv. Dennoch besteht die Möglichkeit, diesen Aufenthalt aktiv zu nutzen, um stärker zu werden und um sich auch mental auf die neue Situation einzustellen.

Hilfreich ist bei einem Aufenthalt in der Rehabilitationsklinik sicherlich, wenn andere Menschen zur Unterstützung vor Ort sind. Vielleicht gibt es Zimmernachbarn oder andere Betroffene auf der gleichen Station, die für einen Austausch bereit sind, sodass man sich gegenseitig unterstützen kann. Grundsätzlich gibt es immer zwei Möglichkeiten, mit dem Aufenthalt in der Rehabilitationsklinik nach einem Schicksalsschlag umzugehen: Die eine ist, sich zu verschließen, sich zurückzuziehen und alles passiv über sich ergehen zu lassen. Dies ist eine Reaktion, die in Bezug auf die eigene Besserung keineswegs hilfreich ist, jedoch oft von Betroffenen, zumindest anfangs, gewählt wird. Die andere Möglichkeit ist ohne Zweifel die gesündere und weitaus bessere. Diese beinhaltet, dass der Aufenthalt in der Klinik aktiv genutzt wird, um die eigenen Beeinträchtigungen möglichst zu verbessern. Die Übungen ausführen und kooperieren, selbst wenn es sehr weh tut, und dabei so positiv wie nur möglich in die Zukunft zu blicken, ist in jeder Hinsicht sehr hilfreich. Dadurch gelingt die Genesung viel eher und es fällt einem leichter, tatsächliche Verbesserungen der eigenen Situation zu erreichen. Die Zeit in der Rehabilitationsklinik lässt sich nicht ohne Grund als eine entscheidende Phase nach Unfällen aller Art bezeichnen. Jetzt wird darüber entschieden, wie erfolgreich der Weg zurück ins Leben gelingt.

Oftmals ist die Zeit in der Rehabilitationsklinik erst einmal trist, schmerzhaft und nicht besonders schön. Kinder vergessen vielleicht manche Momente eher als die Erwachsenen, viel angenehmer wird es dadurch aber sicherlich auch nicht für sie. In der Rehabilitationsklinik kann man allerdings die Weichen für die Zukunft neu stellen. Nun wird festgestellt, welche Beeinträchtigungen in der Zukunft überwunden werden können und welche doch dauerhaft zu meistern sein werden. Vieles lässt sich durch eine aktive, bewusste Teilnahme an den Übungen und Therapiemaßnahmen verbessern. Dabei helfen einem nicht nur das Aufbauen einer inneren Stärke und liebevolle Menschen um einen herum, sondern genauso eine zuversichtliche Einstellung. Nur dann ist es überhaupt möglich, stark zu bleiben und nicht aufzugeben. Vor allem die im Rahmen der Resilienz so entscheidende Akzeptanz der Situation hängt zu einem großen Anteil davon ab, wie die Momente direkt nach dem Schicksalsschlag angegangen werden. Für Vanessa waren es nach dem Unfall acht lange, schwere Monate, die erforderlich waren, um den Weg zurück ins Leben zu finden. Selbstverständlich ist die Zeitspanne bei jedem Menschen anders und stark vom jeweiligen Fall abhängig, deshalb ist Durchhaltevermögen ebenfalls von größter Bedeutung bei der Genesung.

MIT ERINNERUNGEN AN DIE SCHULZEIT UMGEHEN

Viele, die bereits in der Kindheit mit Beeinträchtigungen umgehen mussten, werden sich weniger positiv an die Schulzeit zurückerinnern. Häufig sind Personen, die anders als die breite Masse sind, erst einmal ein Anlass für Spott und Hänseleien. Natürlich wird es genauso Menschen geben, die dennoch von positiven Erinnerungen berichten können und die nicht durch Mobbingerfahrungen geprägt wurden. Die Realität ist jedoch oft anders, sodass Unwohlsein, Ausgrenzung und ständige Demütigungen Teil der Kindheitserinnerungen beeinträchtigter Menschen sind.

Problematisch war es für Vanessa Lehnert unter anderem, dass in der Grundschule zwar versucht wurde, Mobbing zu verhindern, dies jedoch nicht immer möglich war. Trotz des gemeinsamen Unterrichts von Kindern mit und ohne Beeinträchtigungen kam es zu Ausgrenzungen. Körperliche Angriffe aufgrund ihrer physischen Instabilität – durch die Benutzung eines Rollstuhls, dann eines Rollators – gehörten leider an so manchem Tag mit zum Alltag von Vanessa dazu. Sogar Schubsen, das Verstecken ihrer Kleider sowie zahlreiche andere Demütigungen blieben nicht aus. Schwieriger war jedoch noch einmal die weiterführende Schule, in der das Mobbing zu einem großen Thema für sie wurde und nicht so schnell aufhörte. Hänseleien aufgrund ihrer Stimme und ihrer körperlichen Behinderungen sowie das Gefühl, nie dazuzugehören, waren schwer zu ertragen.

Nicht zu unterschätzen waren außerdem die zahlreichen Nachmittage nach der Schule, die gefüllt waren mit Therapiesitzungen, anstatt sie mit Spielen oder im Kino mit Freunden zu verbringen. Das Gefühl, ausgestoßen zu sein und nie richtig dazuzugehören, verlangte Vanessa einiges ab und erforderte eine wachsende innere Stärke, um damit umzugehen. Denn fünf bis sechs Therapiestunden in der Woche sorgten dafür, dass nach der Schule quasi keine Zeit mehr für anderes blieb. So waren Unternehmungen mit Freunden ebenfalls entsprechend schwierig umzusetzen. Selbst nach Vanessas Aufbegehren in Bezug auf die vielen Therapiestunden und der anschließenden Reduzierung dieser Stunden wurde es dadurch nicht direkt einfacher für sie. Denn die Probleme mit dem Mobbing führten dazu, dass sie zur Psychotherapie gehen musste, um die Erfahrungen zu verarbeiten. Oftmals fällt es anderen, die keine Mobbingerfahrungen in der Schule machen mussten, schwer zu verstehen, wie sich diese Erlebnisse auf das ganze Leben auswirken können. Der tägliche Gang zur Schule kann dann zum Beispiel mit Bauchschmerzen und großer Angst verbunden sein.

Erinnerungen an die Schulzeit sind bei vielen schön, eventuell mal mit der einen oder anderen schlechten Erfahrung verbunden. Problematisch wird es, wenn die schlimmen Erinnerungen überhandnehmen und der Gedanke an die Schulzeit vor allem mit Traurigkeit verbunden ist. Die Auswirkungen von Mobbing in der Schule werden viel zu oft heruntergespielt. Dabei fällt es häufig denjenigen, die nie davon betroffen waren, schwer, Verständnis zu zeigen oder sich tatsächlich in die Situation der Opfer hineinzuversetzen. Da Mobbing an vielen Schulen zum Alltag gehört, macht es Sinn, sich mit den Auswirkungen zu befassen, die die Betroffenen zu spüren bekommen. Von Schüchternheit bis hin zur Angst vor sozialen Situationen kann alles dabei sein, was natürlich nach den schlimmen Erfahrungen kein Wunder ist. Dieses Buch richtet sich somit an dieser Stelle nicht nur an Mobbingopfer, die unter ihrer Schulzeit leiden mussten, sondern auch an die Mobber an sich. Die Frage, warum sie so gehandelt haben, ist schließlich nicht unberechtigt. Gerade in einer weiterführenden Schule sind die Kinder schon alt genug, um zu erkennen, dass sie einer anderen Person damit wehtun.

Fest steht, dass gerade Menschen mit einer Beeinträchtigung nicht selten mit sehr gemischten Gefühlen an ihre Schulzeit zurückdenken. So war und ist es bei Vanessa, und so wird es sicherlich auch bei anderen sein, die ähnliche Erinnerungen an ihre Schuljahre haben. Dabei ist es übrigens völlig irrelevant, ob es sich um eine sofort sichtbare Beeinträchtigung handelt oder um eine, die erst bei näherem Kontakt oder beim Sprechen auffällt. Leider finden andere Menschen immer einen Grund, jemanden zu mobben. Dafür ist gar nicht immer eine Besonderheit erforderlich. Eine so unschöne Schulzeit bringt dann die Notwendigkeit mit sich, zu lernen, stark zu werden. Der Einstieg ins Berufsleben kann als Konsequenz ebenfalls schwierig sein, wenn eine so problematische Schulzeit hinter einem Menschen liegt.

Herausforderungen beim Einstieg ins Berufsleben

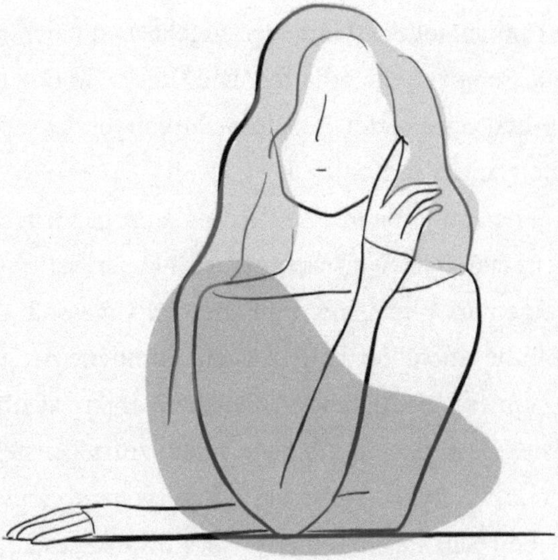

Sobald es Beeinträchtigungen, ganz gleich welcher Art, gibt, sind verschiedenste Herausforderungen zu bewältigen. Das gilt auch oder gerade für den Start in die Arbeitswelt. Nachfolgend erfährst du mehr darüber, wie Vanessa Lehnert zu ihrer Ausbildungsstelle kam und welche Hürden auf diesem Weg auftraten. Dabei sollte noch betont werden, dass die Chancen auf dem Arbeitsmarkt durch eine gute Portion Eigeninitiative erheblich steigen können. Wer sich nicht damit abfindet, aufgrund bestimmter Behinderungen übersehen zu werden, und aktiv auf potenzielle Arbeitgeber zugeht, kann sich somit ganz neue Perspektiven schaffen. Die Hürden in Bezug auf die Mobilität oder andere Beeinträchtigungen lassen sich so deutlich besser umschiffen.

Die erste Frage beim Einstieg ins Berufsleben, wenn man in irgendeiner Weise eingeschränkt ist, ist, welche Berufe einem möglich sind. Im Falle von Vanessa Lehnert ist es definitiv nicht der Fall, dass sie sämtliche Aufgaben in den unterschiedlichen Arbeitsbereichen ausführen kann. Diese Aufgaben könnten nicht zufriedenstellend abgearbeitet werden. Vanessas Weg begann zunächst damit, jeden Samstag in einem Schreibwarengeschäft im Rahmen eines Minijobs mehrere Stunden zu arbeiten. Dies war ein guter Einstieg für sie, der mit dem Angebot eines Ausbildungsplatzes gekrönt wurde. Leider meldete der Schreibwarenladen gerade einmal ein Jahr nach Ausbildungsbeginn Insolvenz an, was Vanessas so guten Einstieg ins Berufsleben leider im Wege stand. Doch der

Austausch mit einer Berufsberaterin half ihr dabei, eine Lösung zu finden: Die Ausbildung konnte über einen Träger weiterlaufen, und sogar die Übernahme durch den neuen Betrieb nach der Ausbildung war möglich.

Dann sind aber Schwierigkeiten aufgetaucht, die langfristig eine Weiterarbeit auf diese Weise unmöglich machten: Unter anderem konnte die Notwendigkeit, sich während des Arbeitens hinzusetzen, nicht erfüllt werden. Die zunehmend schwierigen Arbeitsbedingungen führten zu einem Gespräch mit der speziellen Reha-Beratung der Agentur für Arbeit. Anstatt die Option der Einschaltung eines Betriebsrates zu nutzen, wurde eine Umschulung in Betracht gezogen. Nach der Umschulung und der weiteren Beschäftigung fragte die Reha-Beraterin der Agentur für Arbeit, ob Vanessas Bewerbungsunterlagen intern weitergereicht werden könnten. Das Endergebnis war eine erfüllende Vollzeitstelle bei der Agentur für Arbeit, bei der eine Tätigkeit passend zu Vanessas vorhandenen Einschränkungen möglich ist.

Insgesamt zeigt sich anhand dieser Geschichte, dass der Weg ins Berufsleben als Mensch mit Beeinträchtigungen kompliziert ausfallen kann. Es ist wichtig, positiv zu bleiben, nach verschiedenen Optionen zu suchen und vor allem immer Eigeninitiative zu zeigen. Ohne diese ist es oft nicht möglich, eine erfüllende Stelle zu finden, die zu den eigenen Ansprüchen passt und einen nicht überfordert. Der Wille durchzuhalten, wenn es hart wird, und bei auftauchenden Komplikationen für sich einzustehen, ist daher essenziell für das Berufsleben, insbesondere als körperlich oder psychisch beeinträchtigte Person. Sonst kann es passieren, dass die Herausforderungen beim Start ins Berufsleben sowie während der weiteren Karriere schwierig zu meistern sind. Selbst die Überlegung, ob ein Vollzeitjob nicht vielleicht zu anstrengend ist, kann in der heutigen Zeit zum Glück problemlos bedacht werden. Schließlich stellen Reduzierungen der Arbeitszeit mittlerweile eine nicht mehr unübliche Maßnahme dar, um mehr von seiner Freizeit zu haben oder um unter besonderen Bedingungen die Arbeit besser zu bewältigen.

Soziales Netzwerk: wichtige Freundschaften im Leben

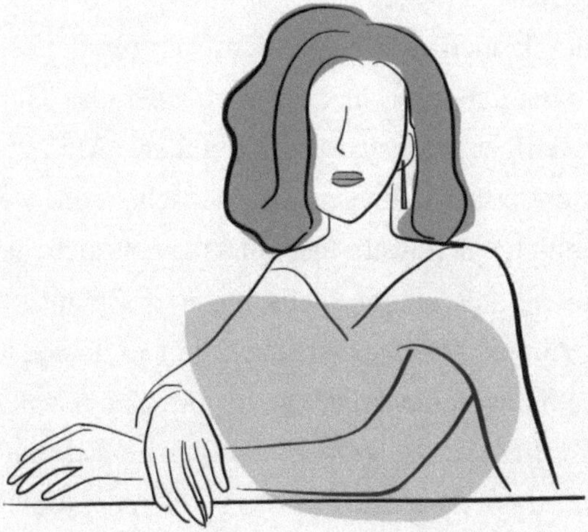

Du hast in diesem Buch bereits zu Beginn erfahren, dass ein starkes soziales Netzwerk eine höchst bedeutsame Säule im Leben darstellt. Echte Freundschaften sind wertvoll und sollten daher gut gepflegt werden. Denn sie sorgen für Halt und sehr viel Freude im Leben. Es ist nicht immer leicht, solche Freundschaften zu finden und dann über einen längeren Zeitraum hinweg aufrechtzuerhalten. Doch die Bedeutung eines stabilen sozialen Netzwerks sollte man nicht unterschätzen, denn es ist entscheidend für ein glückliches Leben und stärkt und unterstützt uns auf verschiedenste Weisen.

Es gibt keinen Grund, sich aufgrund seiner Beeinträchtigungen schlecht zu fühlen oder das Gefühl zu haben, weniger wert zu sein als andere. Man sollte echte Freundschaften aufbauen mit Menschen, die weder die vermeintliche Schwäche ausnutzen noch sich damit brüsten wollen, mit einem Menschen mit Behinderung befreundet zu sein. Diese Menschen gibt es leider, und es kann mehr als schmerzhaft sein, mit einem solchen Verhalten konfrontiert zu werden. Vanessa Lehnert hat für sich erkannt, dass sie meist mit etwas älteren Menschen besser zurechtkommt als mit Gleichaltrigen. Eine solche Erkenntnis ist wertvoll und kann in diesem Fall aufzeigen, warum die Kontakte in der Schulzeit mit Gleichaltrigen eher schwierig waren. Zudem sind dabei mögliche Mobbingerfahrungen nicht zu unterschätzen, die das Vertrauen in die gleichaltrigen Kinder und Jugendlichen erschüttert haben. Ein langsames Annähern an neue

Bekannte und das tolle Gefühl, auf einer Wellenlänge zu sein, kann zu langen und tiefen Freundschaften führen.

Solche Freundschaften können sich in den verschiedensten Situationen und Lebensbereichen ergeben: Von der Schule bis hin zur Ausbildung, zur Arbeitsstelle oder dem Sportkurs, der Bahn oder sogar dem Supermarkt ist alles möglich. Schließlich sind diese Kontakte nicht nur für das Finden der großen Liebe interessant, sondern genauso sehr für das Knüpfen von Freundschaften. Aus solchen Kontakten ergeben sich dann, im Falle der passenden Chemie, erfüllende Freundschaften, die über viele Jahre hinweg oder sogar das ganze Leben lang etwas Besonderes bleiben. Sie aufrechtzuerhalten, kann vor allem beim Einschlagen unterschiedlicher Lebenswege eine echte Herausforderung darstellen, ist aber keinesfalls unmöglich.

Echte Freundschaften sind perfekt, um sich auszutauschen, um miteinander zu wachsen und um sich gegenseitig Halt zu geben. Schöne gemeinsame Momente sind natürlich ebenfalls etwas Besonderes und ein Grund, sich diese immer wieder ins Gedächtnis zu rufen, besonders in schwierigen Zeiten. Daher ist es wenig verwunderlich, dass für den Aufbau von Resilienz soziale Kontakte so bedeutungsvoll sind. Mit den richtigen Menschen um dich herum erschaffst du dir ein stabiles Gerüst an Vertrauen, Liebe und wundervollen Momenten, die das Leben so lebenswert machen.

MENSCHEN, DIE DAS LEBEN VERÄNDERN!

Letztendlich ist es nicht nur der Freundeskreis, der das eigene Leben prägen und verändern kann. In unser aller Leben gibt es oft bedeutende Persönlichkeiten, die Einfluss auf uns und unser Leben im Allgemeinen ausüben. Im Falle von Vanessa Lehnert gehört zweifellos ihre Lebensretterin zu diesen Menschen, die nach ihrem schweren Unfall Erste Hilfe leistete. Vielleicht gibt es nicht im Leben jeder Person einen solchen Menschen, der einem im wahrsten Sinne des Wortes das Leben gerettet hat. Doch es wird für uns alle bestimmte Personen geben, die für eine Veränderung in unserem Leben sorgen. Das kann zum Beispiel ein Ernährungsberater sein, der uns im Falle von starkem Übergewicht beim Abnehmen geholfen hat, oder der engagierte Physiotherapeut, ohne den vielleicht unsere Genesung nicht annähernd so schnell abgelaufen wäre. Solche Menschen sind unglaublich wertvoll. Oftmals wird uns sogar erst viel später bewusst, wie wichtig diese Personen für uns waren oder sind.

Bei Vanessa Lehnert wäre der Unfall an diesem schicksalhaften Tag ganz anders ausgegangen, wenn ihre Ersthelferin nicht so tatkräftig eingegriffen hätte. Ihr Leben wäre an diesem Tag mit großer Wahrscheinlichkeit sogar geendet. Die Lebensretterin zu kennen und zu wissen, dass man nur noch am Leben ist, weil ein anderer Mensch beherzt eingeschritten ist, erfüllt einen mit großer Dankbarkeit. Neben besagter Frau gab es in Vanessas

Leben noch andere Personen, ohne die ihr weiterer Weg anders verlaufen wäre. Ihr Vater als starker Helfer an ihrer Seite, um die ersten Monate nach dem Unfall zu überstehen, ist ein sehr gutes Beispiel dafür, ebenso wie die Reha-Beraterin der Agentur für Arbeit, die sie dabei unterstützt hat, den Weg bis zu ihrem Traumberuf zu gehen.

Nicht nur gute Freunde an sich machen einen großen Unterschied aus, wenn es um innere Stärke sowie um unsere Resilienz geht. Fast immer gibt es noch diese besonderen Menschen in unserem Leben, die für eine Wendung gesorgt haben, die sonst gar nicht möglich gewesen wäre: vom Lebensretter bis hin zu der einen Person, die uns vielleicht dabei geholfen hat, eine hilfreiche Erkenntnis zu gewinnen. Genauso kann die eine Person, die uns einen bestimmten Kontakt ermöglicht hat, eine echte Veränderung in unserem Leben bewirken. Die Erkenntnis, dass unser bisheriger Weg erst dazu geführt hat, dass alles so ist, wie es jetzt eben ist, ist besonders wertvoll. Selbst wenn sich verschiedene Probleme und echte Härteproben nach einem Schicksalsschlag ergeben, gibt es sehr viele Gründe, dankbar für das Leben zu sein. Dabei helfen uns sowohl die Menschen, die unser Leben verändert haben, als auch die zahlreichen Erkenntnisse aus unseren schweren Momenten und Erfahrungen.

Problematik: mangelndes Selbstwertgefühl aufgrund eines schweren Schicksalsschlags

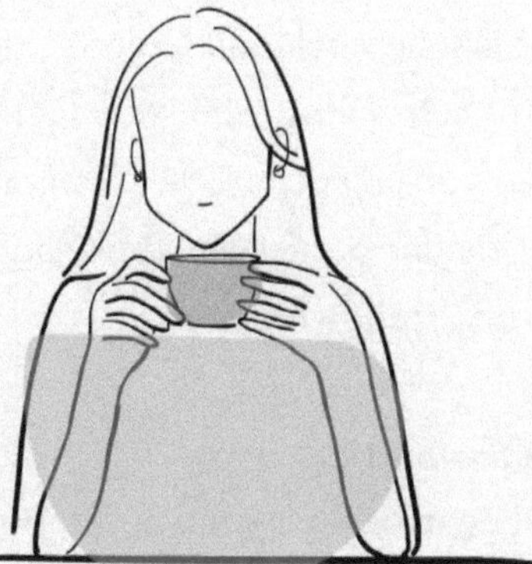

Schicksalsschläge jeder Art ziehen schwere Konsequenzen nach sich. Neben der erforderlichen Verarbeitung all dessen, was geschehen ist, sind die psychischen Folgen nicht zu unterschätzen. Vor allem ein mangelndes Selbstwertgefühl ist dabei als Konsequenz zu bedenken. Es gibt verschiedene Ursachen dafür. Von Schicksalsschlägen aller Art über Gewalt in der Kindheit bis hin zur Vernachlässigung seitens der Bezugspersonen spielen zahlreiche Faktoren zusammen, wenn es um eine Beeinträchtigung unseres Selbstwertgefühls geht. Gerade, wenn ein schlimmes Erlebnis zu körperlichen oder psychischen Einschränkungen führt, sind entsprechende Folgen sehr wahrscheinlich und leider keine Seltenheit.

Es handelt sich beim Selbstwertgefühl um einen Oberbegriff, der verschiedene Unterkategorien einbezieht. Es setzt sich genauer gesagt aus drei Säulen zusammen, die hier kurz vorgestellt werden:

- ***Selbstbewusstsein***

Das Selbstbewusstsein meint unser Bewusstsein und Wissen über die eigene Persönlichkeit, die eigenen Ziele, Werte und Fähigkeiten. Ein großes Selbstbewusstsein zeigt, dass wir uns bewusst über unsere Stärken und Schwächen sind und uns selbst gut kennen.

- ***Selbstakzeptanz***

Unsere Schwächen zu akzeptieren, ist nicht einfach, jedoch notwendig für ein erfülltes Leben. Das Wissen, dass man gut genug ist, und die Akzeptanz der eigenen

Schwächen gehören zu den wichtigsten Punkten der Selbstakzeptanz.

- ***Selbstvertrauen***

Wenn wir genug Selbstvertrauen haben, glauben wir an unsere Fähigkeiten und Stärken sowie an unseren unermesslichen Wert. Dieser Glaube und das Vertrauen in uns selbst ist Grundlage für all unsere Handlungen.

Es ist von großer Bedeutung, die Symptome sowie mögliche Anzeichen für ein mangelndes Selbstwertgefühl zu erkennen. Schließlich kann ein schwaches Selbstwertgefühl unter anderem zu Depressionen führen, zu sozialen Phobien sowie generell zu einem gestörten Selbstbild.

Folgende Anzeichen deuten auf Schwierigkeiten mit dem eigenen Selbstwertgefühl hin:

- Man verspürt eine generelle Unzufriedenheit mit sich selbst und dem Leben.
- Die Nähe zu anderen Menschen kann einem Angst machen oder wird sogar gemieden.
- Man verharrt in seiner Komfortzone aus Angst vor Veränderungen.
- Man bemerkt eine eher diffuse Angst vor der Zukunft.
- Man vergleicht sich stets mit anderen Menschen (vor allem mit denen, die angeblich ein besseres oder einfacheres Leben haben als man selbst).
- Man erkennt seine eigenen Erfolge nicht.

- Man macht sich selbst schlecht oder spricht schlecht von sich und seinen Eigenschaften.
- Man verharrt in der Opferrolle ohne den Mut, Verantwortung für sein Leben zu übernehmen.
- Man neigt zu Selbstvorwürfen und eigenen sowie Schuldzuweisungen an andere Menschen.
- Man verhält sich schüchtern und hat Angst, vor anderen zu sprechen.
- Oder aber man tritt arrogant auf und versucht, die eigene Unsicherheit zu überspielen.
- Man befasst sich oft mit negativen Gedanken rund um die eigenen Fähigkeiten oder den eigenen Charakter.

Jeder Mensch ist anders und weist somit unterschiedliche Symptome auf. Diese Erkenntnis ist wichtig, um zu verstehen, ob und in welchem Ausmaß man selbst betroffen ist. Es ist letztlich nicht besonders schwierig, ein mangelndes Selbstwertgefühl zu erkennen. Es gibt viele leicht in den Alltag zu integrierende Lösungen, die Betroffenen dabei helfen, für mehr Wohlbefinden und innere Stärke zu sorgen.

FEHLENDES SELBSTWERTGEFÜHL: MEHR WOHLBEFINDEN DURCH EINFACHE TRICKS

Sobald man einen Schicksalsschlag erlebt, sind häufig ein mangelndes Selbstwertgefühl und fehlende Anerkennung die Folge davon. Zum Glück lässt sich das Selbstwertgefühl aber verbessern und stärken, wie du bei den folgenden Tipps sehen wirst:

- Die eigene Meinung höher schätzen

Wer ein schwaches Selbstwertgefühl hat, neigt dazu, Meinungen von anderen über die eigene Meinung zu stellen. Eine erste Maßnahme kann es daher sein, die Ansichten anderer ein wenig von sich wegzuschieben und zuerst auf das eigene Gefühl zu hören. Anders gesagt: Zerbrich dir nicht den Kopf über den Rest der Welt – deine eigene Meinung und dein Bauchgefühl sind entscheidend.

- Für einen gesunden Ausgleich sorgen

Gerade im Alltag kann es im Beruf und Privatleben aufgrund der vielen verschiedenen Anforderungen an die eigene Person schnell stressig werden. Sorge für einen gesunden Ausgleich, also für Zeiten, in denen du für niemanden da sein musst. Ganz egal, ob du Kraftsport betreibst oder ob es eine Runde Yoga sein soll: Hauptsache, du entspannst dich und befreist dich für einen Moment von den Anforderungen deiner Mitmenschen.

- Zehn Dinge finden, die man an sich liebt

Jeder Mensch hat wunderbare Seiten und Eigenschaften, die besonders sind. Das gilt definitiv ebenfalls dann, wenn man eine Beeinträchtigung aufweist. Schreibe dir zehn Dinge auf, die du an dir liebst oder zumindest magst. Diese Liste schaust du dir täglich an und hängst sie am besten an deinen Spiegel. Auf diese Weise kannst du dich innerlich stärken und beginnst zu erkennen, wie wunderbar du als Mensch bist und wie wenig Gründe es dafür gibt, unsicher durchs Leben zu gehen.

- Sich selbst belohnen

Belohne dich zwischendurch selbst! Ganz egal, ob mit einer Massage, einem Spaziergang, neuer Kleidung oder einem leckeren Eis. Es geht darum, dass du etwas für dich tust und diese Momente wirklich genießt.

- Auf positive Erlebnisse zurückblicken

Es hilft oft schon sehr, wenn du auf positive Erlebnisse und Erfahrungen in deinem Leben zurückblickst. Jeder von uns kann sich auf solche Erfahrungen besinnen, die für mehr innere Stärke gesorgt haben. Daher lohnt es sich, sich solche Geschehnisse ins Gedächtnis zu rufen, die sich positiv auf dein Leben ausgewirkt haben. Schreibe dir gerne eine kleine Liste, die du in besonders schweren und unsicheren Momenten hervorholen kannst.

Diese gut umsetzbaren Tricks sorgen schon einmal für eine gute Portion Wohlbefinden und sind leicht in den Alltag zu integrieren. Natürlich ist für den langfristigen Aufbau des Selbstwertgefühls noch viel mehr möglich, weshalb du auf den folgenden Seiten in diesem Buch gezielte Maßnahmen findest, um dich psychisch noch gestärkter zu fühlen. Eines steht aber fest: Es lohnt sich, hierfür

Geduld mitzubringen. Das nach einem Schicksalsschlag erschütterte Selbstwertgefühl aufzubauen, erfordert nämlich ein wenig Zeit und Geduld mit sich selbst.

WENIG VERTRAUEN INNERHALB DER FAMILIE

Die Familie sollte sich insbesondere nach einem schlimmen Erlebnis eines ihrer Mitglieder als Stütze erweisen, den Betroffenen stärken und aufbauen. Die Realität sieht gerade nach einem Schicksalsschlag oft anders aus: Innerhalb der Familie herrscht Uneinigkeit über den genauen Umgang mit der betroffenen Person, vielleicht sogar fehlendes Vertrauen und der erhoffte Rückhalt durch die eigenen Familienmitglieder bleibt manchmal leider aus. Das ist natürlich für den Betroffenen eine zusätzliche harte Belastung und strapaziert die eigene psychische Widerstandsfähigkeit enorm. Dabei ist allerdings nicht zu unterschätzen, dass es für die Familienmitglieder häufig auch nicht leicht ist, mit bestimmten Schicksalsschlägen umzugehen. Womöglich sind sie selbst verunsichert und wissen nicht genau, wie sie sich richtig verhalten sollen.

Wenn es darum geht, in Zukunft psychisch stärker und glücklicher zu werden, ist ein geringes Vertrauen innerhalb der Familie ebenso wie die entsprechenden Auswirkungen erst einmal zu verstehen. Schließlich gilt Vertrauen als Basis für erfolgreiche Beziehungen, nicht nur mit dem Partner, sondern genauso innerhalb der Familie. Ohne eine gesunde Vertrauensbasis zerbricht die Familie früher oder später und es treten Konflikte auf, die womöglich nicht geklärt werden.

Ist jedoch genug Vertrauen vorhanden, sind die Bindungen zwischen den einzelnen Familienmitgliedern stärker, es herrschen Harmonie und Einigkeit. Nicht zu unterschätzen ist in diesem Zusammenhang sicherlich, dass Vertrauen angreifbar und verletzlich macht. Nicht zuletzt gibst du die Kontrolle ab, wenn du einem Menschen dein Vertrauen schenkst. Das kann uns verunsichern, uns sogar Angst machen. Nach Schicksalsschlägen kann das Vertrauen innerhalb der Familie also leiden. Natürlich hängt das immer mit der jeweiligen Familie sowie mit dem Umgang mit Schicksalsschlägen zusammen. Es besteht genauso die Möglichkeit, dass das Vertrauen ansteigt und die Bindungen nach einem solchen Erlebnis stärker werden.

Im ersten Schritt solltest du zunächst erkennen, ob mangelndes Vertrauen ein Problem im eigenen Leben beziehungsweise in der eigenen Familie darstellt. Falls das der Fall ist, besteht die Möglichkeit, hier anzusetzen, wenn die Ursache nur erst einmal erkannt wird. Der Aufbau von Vertrauen ist erst möglich, wenn die Angst vor dem Umgang miteinander und vor den Auswirkungen des Schicksalsschlages geringer wird. Außerdem hilft es, die Erwartungen seiner Familienmitglieder kennenzulernen und diese, genau wie ihre Ängste, klar anzusprechen. Denn einmal ehrlich: Wie oft kommt es in Familien, in denen schwierige Umstände vorherrschen, vor, dass ein offenes Gespräch über die eigenen Ängste, fehlendes Vertrauen sowie über unerfüllte Erwartungen stattfindet? Genau das wäre aber sinnvoll, wenn fehlendes Vertrauen erkannt wird und neu aufgebaut werden soll.

FEHLENDE LOYALITÄT DES GEGENÜBERS

Immer wieder wird die fehlende Loyalität des Gegenübers bei Bekannten und sogar unter Freunden für Schwierigkeiten sorgen. Wichtig ist dabei, dass du es nicht zu deinem Problem machst – es ist das Problem deines Gegenübers! Hierbei ist es unerheblich, ob es um Loyalität im Allgemeinen geht oder um die Meinung, die eine andere Person über dich hat. Es gehört einiges dazu, mit negativen Meinungen über die eigene Person zurechtzukommen. Doch am Ende handelt es sich lediglich um eine Ansicht oder Überzeugung deines Gegenübers, um sein Problem oder seine andersartige Einstellung, vielleicht geht es sogar um Vorurteile. Unabhängig davon, was es genau ist, entscheidend ist, diese Denkweise nicht persönlich zu nehmen und das Problem, welches dahinter liegt, zu verstehen.

Es macht Sinn, an dieser Stelle von fehlendem Verständnis beziehungsweise fehlendem Einfühlungsvermögen des Gegenübers zu sprechen. Die Verbundenheit zu anderen Menschen wird oft erschwert, wenn man sich gegenseitig nicht versteht. Leider sind es gerade Menschen mit bestimmten Beeinträchtigungen, die erst einmal aufgrund ihrer Andersartigkeit von der Masse nicht verstanden werden. Wer im Rollstuhl sitzt, hebt sich stark von den Menschen ab, die keine Beeinträchtigung aufweisen. Das ist völlig normal, führt aber häufig zu Verunsicherung, zu fehlender Verbundenheit und zu weiteren Problemen.

Es kann sogar zu Beleidigungen oder zu Anfeindungen kommen. Es ist schwer, damit umzugehen, keine Frage. Aber leider wird es immer wieder Personen geben, die damit nicht zurechtkommen, dass ihr Gegenüber eine Beeinträchtigung aufweist und daher nicht so ist wie die meisten anderen Menschen.

Als eingeschränkte Person hört man außerdem manchmal, dass man nicht „normal" sei. Das kann Betroffene sehr verletzen und führt nicht selten dazu, dass Menschen mit Beeinträchtigungen das Gefühl haben, sich zurückziehen zu müssen, da es oft so schwer ist, sich immer wieder solchen Anfeindungen oder auch schrägen Blicken zu stellen. Schließlich können nicht nur Kinder grausam sein und so austeilen, dass man ihre Kommentare leider nicht mehr so schnell vergisst.

Es wird also deutlich, dass es entscheidend ist, ins Handeln zu kommen, um eine Veränderung zu erreichen. Deshalb dreht sich im nächsten Kapitel alles um die „Wunschvorstellung und die Zielerreichung für das Leben", um resilienter zu werden. Bei jeglicher Art von Einschränkung besteht schließlich die Möglichkeit, psychisch widerstandsfähiger zu werden und einen gesunden Umgang mit der aktuellen Situation zu erlernen. Gerade ein geringes Selbstvertrauen als Folge eines schweren Schicksalsschlags und des verletzenden Umgangs anderer Menschen mit der eigenen Situation ist einer der Punkte, die sich verändern lassen.

Wunschvorstellung und Zielerreichung für das Leben

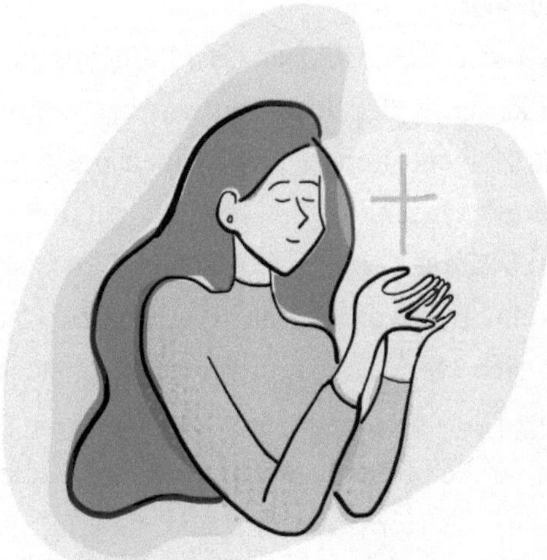

Zuvor hast du von den zahlreichen möglichen Problemen erfahren, die sich nach einem Schicksalsschlag ergeben können. Von einem geringen Selbstwertgefühl über Erfahrungen mit Mobbing und fehlendem familiären Rückhalt bis hin zu körperlichen Einschränkungen sind je nach Fall unterschiedliche Folgen möglich. Nun kommen wir zur Basis deiner Zukunft, anders gesagt erfährst du, wo du jetzt stehst und aus welchen Gründen es vielleicht noch an deiner Resilienz hapert. Trotz allem gibt es viele Ziele, die dich in ein lebenswertes Leben führen, mit dem du glücklich bist.

Ganz gleich, mit welchen Beeinträchtigungen ein Mensch zu kämpfen hat: Jeder von uns hat Wünsche und Ziele für das eigene Leben. Ohne einen positiven Blick und erfüllende Gedanken in Hinblick auf die Zukunft wäre es schwierig, eine psychische Widerstandskraft zu entwickeln. Der Aufbau von Resilienz ist also damit verbunden, sich klare Ziele und Wünsche zu stecken und das Wissen zu verinnerlichen, dass es vieles gibt, worüber und worauf du dich freuen kannst. An dieser Stelle findest du vier hilfreiche Tipps, die dir dabei helfen. Sie sollen dich stärken und insgesamt zufriedener machen.

UNABHÄNGIGKEIT

Der erste essenzielle Punkt, wenn es um die Erfüllung von Wünschen und Zielen nach einem Schicksalsschlag geht, ist die Unabhängigkeit. Die Fähigkeit, sich für das eigene Leben verantwortlich zu fühlen und zu wissen, dass nur du allein dein Leben beeinflusst, ist sehr viel wert. Diese Unabhängigkeit beziehungsweise Eigenständigkeit ist also wesentlich, um mehr innere Stärke zu entwickeln. Viele Menschen sind sich gar nicht darüber bewusst, abhängig von anderen Menschen zu sein. Daher muss man dies zunächst erkennen, um sich danach unabhängiger von anderen zu machen und damit eine neue Phase des Lebens einzuläuten.

Hast du dir schon einmal überlegt, ob du unabhängig bist oder ob du häufig andere Menschen für dein Leben verantwortlich machst? Falls du zwar unabhängig von anderen bist, jedoch nicht von Medikamenten, bestimmten Therapien oder Hilfsmitteln, um mobil zu sein, worum handelt es sich? Gibt es Möglichkeiten, hier eine Verbesserung zu erzielen oder einiges so umzustrukturieren, dass du das Gefühl größerer Unabhängigkeit erhältst? Machst du dich abhängig von der Meinung anderer Menschen, wenn es um deine Lebensführung geht? Oder traust du dich, einen neuen Weg zu gehen beziehungsweise einen eigenen Weg zu finden, der vielleicht mehr als nur ein bisschen von dem der Masse abweicht? Gestehst du dir deine besonderen Bedürfnisse zu, die in direktem Zusammenhang mit deiner Persönlichkeit stehen?

Unabhängig zu sein, ist so viel mehr, als in der Lage zu sein, die Lebenshaltungskosten selbst zu decken oder alle Belange des Lebens allein zu bewältigen. Vielmehr ist hiermit gemeint, eine Unabhängigkeit in Bezug auf eigene

Entscheidungen, auf den Verlauf des Lebens und auf die Meinungsbildung zu bewahren. Wenn es dir gelingt, nicht mehr auf andere Menschen zu hören, die sich in dein Leben einmischen wollen, bist du schon mal frei von Einflüssen solcher Art. Und du bist auf dem richtigen Weg, selbstbestimmt und unabhängig so zu leben, wie es sich für dich richtig anfühlt.

Die Frage, die sich dir nun womöglich stellt, ist: Wie kann ich meine Unabhängigkeit ausleben? Denn nur, weil es sich so logisch und einfach anhört, nach Unabhängigkeit zu streben, ist es trotzdem nicht annähernd so greifbar, sich darum zu bemühen, wie es bei anderen Zielen der Fall sein mag. Daher macht es Sinn, dir zunächst zu überlegen, was Unabhängigkeit für dich bedeutet. Erstelle dir am besten eine Liste mit Punkten, die für dich mit dazugehören. Das macht das eventuell etwas schwammige Ziel der Unabhängigkeit greifbarer und es fällt dir leichter, mit der Umsetzung der einzelnen Punkte anzufangen.

Wichtig ist in diesem Zusammenhang noch, dass die angestrebte Form der Unabhängigkeit gesunde Ausmaße annehmen sollte. Sobald du deine Unabhängigkeit über alles andere stellst, wird es kompliziert. Schließlich würde es dir dann zum Beispiel schwerfallen, im Team zu arbeiten, da du womöglich lieber alles allein entscheidest. Doch eine gewisse emotionale Unabhängigkeit ist viel wert, wenn es darum geht, selbstbewusst durchs Leben zu gehen. Schließlich führt eine emotionale Abhängigkeit dazu, dass du nicht das Leben lebst, welches du leben könntest und welches dich glücklich machen würde, sondern dass du fremdbestimmt bist.

Folgende Fragen helfen dir dabei herauszufinden, ob es dir an einem gesunden Maß an Unabhängigkeit mangelt:

- Hast du Probleme damit, eigene Entscheidungen zu treffen?
- Hast du Schwierigkeiten damit, Nein zu sagen und für dich einzustehen?
- Benötigst du Aufmerksamkeit oder Bestätigung von außen, statt sie aus dir selbst zu gewinnen?
- Verfällst du beim Gedanken daran, dass dein Partner dich verlässt oder eine Freundschaft zerbricht, in Panik?
- Ist dir die Meinung anderer Menschen über dich sehr wichtig?
- Benötigst du die Meinungen anderer, um dir deine eigene Meinung zu bilden?
- Fällt es dir sehr schwer, Gewohnheiten zu verändern oder Neues auszuprobieren?

Je öfter du auf diese Fragen mit Ja geantwortet hast, desto abhängiger machst du dich von anderen Menschen. Fehlende Unabhängigkeit ist auf vielen Ebenen erkennbar. Du solltest nun versuchen, Schritt für Schritt unabhängiger zu werden. Selbst wenn dies ein langsamer Prozess ist, so ist es für die innere Widerstandsfähigkeit genau wie für das persönliche Wohlbefinden unerlässlich, diesen Weg zu wählen. Erscheint dir dies im ersten Moment groß und beinahe unerreichbar, ist es dennoch machbar, wenn du es langsam angehen lässt. Ein erster Schritt ist, dass du beginnst, Vertrauen in deine Meinung, deine Gefühle und deine Bedürfnisse zu haben. Grundsätzlich hilft es dir, wenn du deine Wünsche und Bedürfnisse kennst und nach diesen lebst. Damit beginnst du deinen Weg in Richtung Selbstbestimmung und Unabhängigkeit. Einige Tipps, mit deren Umsetzung du starten kannst, findest du hier:

- Belohne dich selbst und schenke dir Anerkennung.
- Arbeite an deinem Selbstwertgefühl.
- Nimm deine Bedürfnisse wahr und schreibe diese auf.
- Sei so ehrlich wie nur möglich zu dir.
- Arbeite an deinen negativen Glaubenssätzen (deiner inneren Einstellung, mehr dazu im letzten Teil des Buches).
- Verlasse deine Komfortzone und probiere etwas Neues aus.
- Lasse dich auf Veränderungen ein und strebe diese aktiv an (egal, wie erschreckend das im ersten Moment wirken mag).

Du wirst sehen, dass Unabhängigkeit neben einem gesunden Selbstwertgefühl und der sogenannten „Egal-Einstellung" gegenüber anderen Menschen, um die es auf den kommenden Seiten gehen wird, dazu führen wird, dass du resilienter wirst. Es wird dich wahrscheinlich überraschen, dass du eine größere innere Stärke entwickeln kannst, als du es selbst vermutet hättest. Diese psychische Widerstandskraft ist in einem Leben mit und ohne Beeinträchtigungen gleichermaßen von Bedeutung.

DIE „EGAL-EINSTELLUNG" ANDEREN MENSCHEN GEGENÜBER

Wie wichtig ist dir, was andere über dich denken? Hat dich schon einmal verletzt, wenn eine andere Person dich als dumm, als hässlich oder als unzureichend dargestellt hat? Nur wenigen Menschen gelingt es tatsächlich, nicht getroffen zu reagieren. Es fällt vielen von uns gar nicht so leicht, sich davon abzugrenzen, was andere über uns denken. Dabei ist es genau das: Es ist die Meinung eines anderen Menschen und nicht deine eigene. Diese Meinung hat nichts mit dir als Mensch, mit deinen Werten oder deinem Selbstbild zu tun. Es ist allerdings oftmals schwierig für uns, dies zu verinnerlichen und zu lernen, uns eine „Egal-Einstellung" anzueignen. Dabei hilft uns eine solche Einstellung dabei, an innerer Stärke zu gewinnen, mehr Wohlbefinden zu erreichen und ein gestärktes Selbstwertgefühl zu entwickeln. Daher erfährst du nachfolgend mehr über die Vorteile einer solchen Einstellung und im Anschluss noch etwas über Ideen dazu, wie du dir eine solche Haltung aneignen kannst.

Doch zuerst einmal solltest du prüfen, ob dir die Meinung anderer Personen tatsächlich zu viel ausmacht.

Zwar ist es normal, dass du gemocht werden möchtest. Übertreiben solltest du es deshalb aber nicht. Wenn du deine Meinung beispielsweise ständig deiner Umgebung anpasst und gar nicht wirklich weißt, was du magst und wie du zu bestimmten Dingen stehst, ist die Zeit zum Handeln gekommen. Gleiches gilt, wenn du dich teilweise nicht traust zu sagen, was du wirklich denkst oder fühlst, oder Dinge tust, die du im Anschluss bereust. Dann neigst du wahrscheinlich dazu, es anderen Menschen recht machen zu wollen. Sollte einer dieser Punkte auf dich zutreffen, ist es nötig, dich um eine „Egal-Einstellung" zu bemühen, mehr Gelassenheit zu entwickeln und zu erreichen, dass dich die Meinungen anderer Personen nicht mehr blockieren. Schließlich soll das Ziel nicht sein, dass dein Leben durch Gedanken über die Meinungen anderer Menschen negativ beeinflusst wird.

Damit es dir gelingt, gelassener zu werden und dich weniger von anderen beeinflussen zu lassen, findest du an dieser Stelle einige hilfreiche Tipps für die Praxis:

1. Jeder hat seine eigenen Sorgen

Somit ist auch niemand damit beschäftigt, sich ständig Gedanken um dich zu machen. Zumindest ist das in den meisten Fällen so, da wir alle unsere eigenen Sorgen und Nöte haben. Stelle dir einmal vor, dass du dir Sorgen darüber machst, was dein Gegenüber an der Bushaltestelle gerade über dich denkt und wie er dich wahrnimmt. Dabei denkt es gerade vielleicht über den Streit mit dem Partner am Morgen oder über etwas ganz anderes nach, während es dich womöglich kaum bemerkt.

Das mag im ersten Moment schon ein wenig eigenartig klingen. Aber eigentlich wirkt es doch sehr befreiend, denn die Leute denken viel weniger über dich nach, als du wahrscheinlich vermutest. Es macht also gar keinen Sinn, sich ständig Sorgen über die Gedanken anderer Menschen zu machen. Definitiv fällt es dir leichter, dir eine „Egal-Einstellung" anzueignen, wenn es dir gelingt, dir die Sinnlosigkeit deiner ständigen Sorgen um die Gedanken anderer Leute einzugestehen.

2. Die Gedanken anderer Menschen betreffen nicht dein Weltbild

Mache dir bewusst, dass du ohnehin nichts daran ändern kannst, wenn jemand etwas über dich denkt. Die Gedanken und Meinungen anderer Menschen über dich beziehen sich immer auf ihr eigenes Weltbild und nicht auf dich. Nehmen wir einmal an, dass du es liebst, in gemütlicher Jogginghose zum Einkaufen zu gehen. Andere, die das verurteilen und damit nicht zurechtkommen, haben letztlich nichts mit dir zu tun. Es gibt also keinen Grund, dir das Weltbild von anderen zu Herzen zu nehmen.

Es ist notwendig, dass du lernst, dich von den Gedanken und der Einstellung anderer Leute abzugrenzen. Am Ende kannst du es gar nicht allen recht machen, da ist es besser, zu dir und deinem Weltbild zu stehen und nach deinen Überzeugungen zu handeln.

3. Du, nicht die anderen, musst dich mögen

Es ist nicht möglich, dass alle Menschen dich mögen

werden, so viel haben wir bereits festgestellt. Es geht am Ende darum, dass du dich vor allem selbst magst. Schließlich musst du mit dir zurechtkommen, die ganze Zeit!

4. Für mehr Zufriedenheit sollte man es sich abgewöhnen, sich zu verbiegen

Die „Egal-Einstellung“ gegenüber anderen Menschen ist mehr als eine Art Gleichgültigkeit. Es geht eher um deine Haltung und die Unabhängigkeit von den Ansichten anderer Menschen. Denn es gibt viele gute Gründe, warum du dich nicht mehr verbiegen solltest: Du wirst dadurch mehr Zufriedenheit erreichen. Sobald du dich verbiegst und stets versuchst, es allen recht zu machen, wirst du unglücklich und zeigst deine wahren Gefühle nicht. So kann es sein, dass du deine Wut unterdrückst und deine vermeintlich gute Laune bloß vorspielst. Oder du gibst vor, dass du Dinge, die du eigentlich gar nicht magst, „wirklich toll“ findest. Keine gute Option, denn du kannst dich hinterher vielleicht gar nicht mehr vor Aktivitäten retten, auf die du in Wahrheit keine Lust hast. Wenn du beispielsweise keine Barbesuche magst, weil dir die Musik zu laut und das Herumsitzen zu langweilig ist, dann lasse diese Treffen sein! Wie wäre es stattdessen mit einem Kaffee am Nachmittag, mit einem leckeren Abendessen im Restaurant oder gemeinsamem Sport, also etwas, das dir wahre Freude bereitet? Wenn du dich für andere verbiegst und all das mitmachst, was dir keinen wirklichen Spaß macht, tust du dir selbst damit keinen Gefallen. Stelle dir einmal vor, wie gut es sich anfühlt, das zu machen, was dir gefällt. Das hilft dir sicherlich dabei, in Zukunft auch mal Nein zu sagen und damit aufzuhören, deine Bedürfnisse zu ignorieren.

Wenn man unsicher ist und das Gefühl hat, dass andere schlecht von einem denken, belastet das einen sehr. Deshalb ist es so wesentlich, sich von den Meinungen anderer abzugrenzen. Du solltest natürlich nicht völlig gleichgültig gegenüber deiner Umwelt werden. Doch es ist wichtig zu lernen, sich nicht verrückt zu machen und sich durch möglicherweise negative Meinungen anderer Leute über einen selbst nicht negativ beeinflussen zu lassen. Auf diese Weise kann es dich in Zukunft nicht mehr so sehr verletzen, wenn jemand tatsächlich etwas Unschönes über dich äußert. Denn egal, ob mit oder ohne Beeinträchtigung: Eine gesunde Einstellung zu den Ansichten anderer Menschen hilft dir dabei, dass dich diese nicht mehr belasten.

STEIGERN DES SELBSTWERTGEFÜHLS

Zuvor hast du bereits etwas über das Selbstwertgefühl und dessen Bedeutung erfahren sowie Tipps erhalten, die dir dabei helfen, dieses zu steigern. Sich selbst als Ziel für die Zukunft vorzunehmen, das Selbstwertgefühl zu stärken, ist besonders essenziell, wenn es um das Erreichen von mehr Wohlbefinden geht. Ein gesundes Selbstwertgefühl macht uns nicht nur deutlich glücklicher, sondern unterstützt uns ebenfalls dabei, mit den Herausforderungen durch eventuell vorhandene Einschränkungen umzugehen. Daher ist es so maßgeblich, am eigenen Selbstwertgefühl zu arbeiten. Auf diese Weise kannst du insbesondere bei Vorliegen von Beeinträchtigungen aller Art freier durchs Leben gehen.

Menschen, die Schicksalsschläge erlebt haben oder mit Beeinträchtigungen leben müssen, haben in vielen Fällen ein geringes Selbstwertgefühl. Ein ausgeprägtes Selbstwertgefühl ist jedoch die Grundlage für Resilienz und macht dein Leben leichter, schöner und ganz sicher lebenswerter. Du verlässt auf diese Weise die Opferrolle und lässt dich nicht mehr so leicht von den Aussagen anderer Menschen verunsichern. Zwar kostet es im ersten Moment Überwindung, sich mit diesem Thema auseinanderzusetzen. Da es aber ohne Frage möglich ist, in diesem Bereich mit gezielten Übungen und ein wenig Geduld viel zu erreichen, lohnt es sich. So kannst du unter anderem gegen die Ursachen vorgehen, die für das geringe Selbstwertgefühl verantwortlich sind. Außerdem richtest du deinen Blick auf die Zukunft und erzielst aktiv Veränderungen, die mit etwas Geduld und Eigeninitiative möglich sind. Dadurch entwickelst du automatisch Resilienz und verlässt die Opferrolle. Komme ins Handeln, denn ein gestärktes Selbstwertgefühl macht dein Leben schöner, bunter und positiver. Du traust dir darüber hinaus viel mehr zu, kannst soziale Kontakte ganz neu erleben und schaffst es, dich als Person zu behaupten.

Wenn du durchsetzungsfähiger werden willst, dich behaupten und nicht mehr verstecken möchtest, dann solltest du an deinem Selbstwertgefühl arbeiten. Du wirst dann mit der Zeit immer mehr deine Stärken und Schwächen akzeptieren und dadurch deine Ziele anders formulieren, positiver in die Zukunft blicken und mehr aus deinen Fähigkeiten machen.

Nachfolgend findest du erst einmal noch weiterführende Tipps, die dich dabei unterstützen, dein Selbstwertgefühl zu steigern:

#1 Eine gesunde Lebensweise etablieren

Es gibt kaum etwas, was dir so sehr dabei hilft, dich wohler in deiner Haut zu fühlen als eine gesunde Lebensweise. Vor allem Bewegung, beispielsweise in Form von regelmäßigem Kraftsport, schenkt dir Wohlbefinden und hilft dir dabei, dass du dich wohlfühlst und schön findest. Die Ernährung hat ebenfalls einen großen Einfluss darauf, sich gut in der eigenen Haut zu fühlen. Stelle dir nur einmal vor, dass du dich bereits unattraktiv findest und dabei einen Becher Eis auf der Couch verdrückst. Das macht es nicht unbedingt besser – Gleiches gilt für Alkohol, das Rauchen oder stundenlanges Computerspielen ohne jegliche Bewegung als Ausgleich. Daher sorgt eine gesunde Lebensweise dafür, dass du dich Stück für Stück besser fühlst. Dies strahlst du natürlich auch aus, wodurch deine Umgebung dich ebenfalls anders wahrnimmt.

Versuche, dir als Übung vorzunehmen, mit einem

neuen Sport zu beginnen oder mindestens dreimal in der Woche Sport zu treiben, egal welchen. Zusätzlich könntest du dich gesünder ernähren und häufiger frisch kochen, um eine Veränderung zu erzielen. Was genau du umsetzt, hängt unter anderem von deinem aktuellen Stand ab. Am besten schreibst du dir deine Ziele diesbezüglich auf, um sie noch etwas greifbarer zu machen. Auf diese Weise kommst du ins Handeln und schiebst diese Veränderungen nicht vor dir her.

#2 Positive Eigenschaften in Erfahrung bringen

Für diese kleine Übung brauchst du mindestens eine Person, der du vertraust. Dabei kann es sich um einen Freund oder um ein Familienmitglied handeln, doch du solltest ein gewisses Grundvertrauen und das Wissen haben, dass die andere Person dir nicht bewusst verbal schaden will. Frage diese Person dann nach drei Eigenschaften von dir, die von ihr als besonders positiv wahrgenommen werden. Jeder in deiner Umgebung schätzt dich für bestimmte Dinge, oft ist uns aber gar nicht bewusst, wofür genau. Das kannst du ändern. Es kostet im ersten Moment vielleicht ein wenig Überwindung, doch dann ist es ein tolles Gefühl zu erfahren, warum du als Mensch geschätzt und vielleicht sogar bewundert wirst.

Schreibe dir diese Punkte gerne im Anschluss an das Gespräch auf, um sie nicht wieder zu vergessen. Das kann sonst schnell passieren. Sicherlich lernst du dabei auch noch einiges über dich. Das macht die Übung einerseits so spannend und sorgt andererseits dafür, dass dein

Selbstwertgefühl nachhaltig gestärkt wird.

#3 Erfolge und Niederlagen bewusst wahrnehmen

Jeder Mensch erlebt Erfolge genau wie Niederlagen. Es gibt keinen Grund, sich wegen seiner Misserfolge und Niederlagen schlecht zu fühlen. Beginne damit, deine Erfolge bewusst wahrzunehmen und sie dir aufzuschreiben. Feiere dich selbst! Denn genau das ist es, was meist nur Menschen mit einem gesunden Selbstwertgefühl schaffen. Außerdem solltest du mögliche Niederlagen oder Fehler nicht zu verbergen versuchen oder dich gar dafür schämen. Denn ganz sicher haben sie einen Lerneffekt gehabt, der dich letztlich im Leben weitergebracht hat.

#4 Geliebte Tätigkeiten ausführen

Gibt es Tätigkeiten, die du liebst? Ganz egal, ob es um ein Hobby geht oder um eine frühere Leidenschaft, für die du keine Zeit mehr eingeplant hast: Es ist unglaublich wertvoll, sich regelmäßig solchen Tätigkeiten zu widmen und sich Zeit für diese zu nehmen. Im Idealfall findest du sogar in deinem Beruf solche Aufgaben, die dich begeistern und in eine Art von Flow-Zustand bringen. Falls dir dies am Arbeitsplatz nicht möglich ist, ist es umso bedeutender, dich im Privatleben darum zu kümmern. Es kann sich dabei um künstlerische Tätigkeiten wie Malen, Basteln oder Zeichnen handeln oder um sportliche Aktivitäten wie Wandern oder Radfahren. Die Möglichkeiten sind unendlich, also mache dich auf die Suche nach deiner Leidenschaft! Dies macht dich glücklich, und du hast zusätzlich das Gefühl, mehr aus deinem Leben zu machen.

#5 Zeit für sich selbst nehmen

Das Selbstwertgefühl zu stärken, geht in vielen Fällen mit ausreichend Selbstfürsorge einher. Selbstfürsorge meint, sich bewusst Zeit für sich selbst zu nehmen und nicht immer nur für andere da zu sein. Wann hast du dir das letzte Mal Zeit für dich genommen, für deine Bedürfnisse und für die Dinge, die dich glücklich machen? Tu dies regelmäßig, damit deine Wünsche und Bedürfnisse befriedigt werden. Von deinem Lieblingsessen bis hin zu einer Massage oder einem Ausflug in die Natur kann das alles sein, was dich glücklich macht und erfüllt.

Ein starkes Selbstwertgefühl gehört zweifellos zu den Grundlagen der Resilienz. Eine innere Widerstandskraft ist ohne ein gesundes Selbstwertgefühl sogar gar nicht denkbar, da du damit ganz anders an schwierige Zeiten und Probleme herangehst. Zum Glück lässt sich das Selbstwertgefühl stärken, sodass du dich mit der Zeit selbst nach harten Schicksalsschlägen wieder wohler in deiner Haut fühlst. Damit geht es direkt zum nächsten Punkt: den Fokus auf dich selbst, um zu deiner Stärke zu finden. Das beinhaltet, dass du dich auf deine individuellen Herausforderungen im Alltag konzentrierst – und nicht auf die Probleme, die andere Menschen in deiner Umgebung mit sich herumtragen. Das ist notwendig und gesund – und zugleich das Gegenteil von Egoismus.

LOSGELÖST VON DEN PROBLEMEN ANDERER

Die Probleme anderer Menschen sind nicht deine eigenen. Es fällt uns oft schwer, dies wirklich zu verinnerlichen, doch es ist von großer Bedeutung, dass die Herausforderungen anderer nicht zu unseren eigenen werden. Damit ist weder gemeint, dass du egoistisch durchs Leben gehen sollst, noch dass du deshalb einsam sein wirst. Es geht vielmehr um eine veränderte Einstellung, mit dem Fokus darauf, was wichtig für dich persönlich ist. Dazu gehört, dass du dich innerlich von den Schwierigkeiten anderer Personen abgrenzt. Empathie, das Mitfühlen mit anderen Menschen, ist eine wertvolle Fähigkeit, keine Frage. Dennoch solltest du dir als Ziel setzen, dir die Schwierigkeiten deiner Mitmenschen nicht zu sehr zu Herzen zu nehmen. Sonst bleibt letztendlich viel weniger Kraft für deine eigenen Herausforderungen übrig, die du immer wieder bewältigen musst.

Wenn du festgestellt hast, dass es bei dir in dieser Hinsicht noch Verbesserungsbedarf gibt, findest du hier Ideen, wie du weiter vorgehen kannst. Schließlich hilft dir ein gesundes Abgrenzen im Leben dabei, dich nicht zu sehr beeinflussen zu lassen. Du lebst weniger fremdbestimmt, sondern vielmehr selbstbestimmt. Außerdem hast du die Möglichkeit, den Menschen in deiner Umgebung zwar zuzuhören, dich jedoch nicht von den Problemen der anderen mitnehmen zu lassen. Zusätzlich geht eine fehlende Abgrenzung mit zu starkem

Mitgefühl einher, denn dann beginnen dich die Probleme deiner Mitmenschen zu belasten. Das ist aber weder für dich hilfreich noch macht es die Situation für den anderen besser. Falls du also dazu neigst, die Probleme anderer zu deinen eigenen zu machen, kannst du noch mehr an deinem Selbstwertgefühl arbeiten.

Überlege einmal, ob die folgenden Aussagen auf dich zutreffen:

- Ich fühle sehr stark mit meinen Mitmenschen mit und grüble im Anschluss oft über ihre Probleme nach.
- Die Probleme der Menschen in meiner Umgebung belasten mich emotional.
- Manchmal habe ich das Gefühl, fremdbestimmt zu handeln.
- Ich fühle mich teilweise, als würde ich mich selbst verlieren.
- Es fällt mir schwer, eigene Entscheidungen zu treffen, da ich sehr häufig auf meine Mitmenschen höre.
- Oft sage ich Ja, obwohl ich lieber Nein gesagt hätte.

Wenn viele dieser Aussagen auf dich zutreffen, ist es an der Zeit, über den Umgang mit Problemen von Menschen in deiner Umgebung nachzudenken. Hier lohnt es sich, an der eigenen Einstellung sowie am Umgang mit Problemen anderer Menschen zu arbeiten.

Fehlende Abgrenzung sowie ein zu starkes Eingehen auf die Probleme unserer Mitmenschen sind oft auf unsere Kindheit zurückzuführen. Viele von uns haben vermittelt bekommen, dass es notwendig sei, sich um die Sorgen anderer Menschen zu kümmern, oder sogar, dass diese wichtiger seien als unsere eigenen – was natürlich nicht der Realität entspricht. Es kann einen verunsichern, wenn man sich zu sehr mit den Problemen anderer Menschen befasst, und einen sogar zum Grübeln über Dinge bringen, über welche die betroffene Person selbst noch gar nicht nachgedacht hat! Stelle dir einmal vor, du hast einen guten Freund mit großen Geldproblemen. Du grübelst viel darüber nach und machst seine Sorgen quasi zu deinen eigenen – während sich dein Freund viel weniger Gedanken macht, da er ein ganz anderes Verhältnis zu Geld hat als du. Letztendlich ist das aber nicht dein Problem! Du solltest dir Gedanken über Geld machen, wenn du selbst Geldsorgen hättest, anstatt darüber nachzudenken, was solche Probleme für andere bedeuten. Abgrenzung ist enorm wichtig, um eine größere innere Widerstandskraft zu erreichen und um sich letztlich wohler in der eigenen Haut zu fühlen.

So kannst du anfangen, dich von den Problemen anderer abzugrenzen:

- Grenze dich gedanklich ab

Benenne die Emotionen der Menschen um dich herum. Auf diese Weise grenzt du dich schon innerlich von den Gefühlen der anderen ab, die erst einmal nichts mit dir selbst zu tun haben. Du könntest dir gedanklich zum Beispiel sagen: „Jens ist wütend.“ Dabei geht es nicht in erster Linie darum, ob du das Gefühl oder den dahinterstehenden Grund exakt erfasst hast. Es geht vielmehr darum zu verstehen, dass es sich nicht um dein eigenes Gefühl handelt. Es ist die Emotion einer anderen Person!

- Umgib dich mit positiven statt mit negativen Menschen

Um dich zusätzlich von den Problemen anderer loszulösen, ist es hilfreich, wenn du versuchst, dich mit positiven, statt mit negativen Menschen zu umgeben. Stelle dir einmal vor, dass die fünf Menschen, mit denen du am meisten zu tun hast und die einen großen Teil deiner Zeit einnehmen, eher negativ eingestellt sind. Negative Gefühle und die verschiedensten Probleme stehen auf ihrer Tagesordnung, anstatt bewusst auf Positives zu blicken und sich aktiv um gute Gefühle zu bemühen. Natürlich ist es fast ein Ding der Unmöglichkeit, von heute auf morgen alle solche Freundschaften aus deinem Leben zu streichen. Versuche aber, dich in Zukunft mehr mit positiven Menschen zu umgeben, und grenze dich so bewusst wie nur möglich von negativ eingestellten Personen ab. Diese machen dein Leben nämlich nicht gerade besser – ganz im Gegenteil! Im eigenen Interesse, und um in Zukunft innerlich stärker und zufriedener zu sein, ist es daher unabdingbar, negative Menschen bis zu einem gewissen Punkt aus deinem Leben zu verbannen.

- Zeige Mitgefühl und Verständnis statt grenzenloser Empathie

Empathie zu besitzen, ist durchaus positiv und hilft dabei, sich in andere Menschen hineinzuversetzen und ihre Gefühle zu verstehen. Doch zu viel davon kann dazu führen, dass du mit anderen Menschen mitleidest, weil du dich so gut in sie hineinversetzen kannst. Verwandle daher Empathie in Mitgefühl um, indem du versuchst, mit der anderen Person mitzufühlen, ohne ihre negativen Gefühle allerdings zu übernehmen. Du bist somit in der Lage, ihr zuzuhören, ohne mit ihr mitzuleiden. Dann belasten dich die Probleme anderer definitiv nicht mehr so stark und du kannst weiterhin eine positive Grundhaltung bewahren.

- Lerne, Nein zu sagen

Neigst du dazu, schnell Ja zu sagen, obwohl dein Bauchgefühl dagegenspricht? Nehmen wir einmal an, eine Bekannte möchte dir mal wieder von ihren Beziehungsproblemen erzählen und fragt dich, ob du heute Zeit hast. Du hast ihr bereits sehr oft zugehört, doch sie ändert nichts an ihrer Situation und scheint sich auch nicht wirklich dafür zu interessieren, was du zu sagen hast. Es geht ihr scheinbar hauptsächlich darum, ihre Probleme bei dir abzuladen und ein wenig Mitleid zu erhalten. Dich belastet das aber. Versuche beim nächsten Mal (in diesem Beispiel: wenn sie nach einem erneuten Treffen fragt), einfach einmal Nein zu sagen, weil es gerade bei dir nicht so gut passt. Natürlich ist es langfristig sinnvoll, ihr noch zu erklären, warum du keine Lust mehr auf solche Treffen hast, in denen es ständig nur um ihre Beziehungsprobleme geht. Aber für den Anfang reicht sicherlich erst einmal ein einfaches „Nein“ aus.

- Bringe deine Absage auf den Punkt

Angenommen, du möchtest etwas nicht machen, worum dich jemand gebeten hat, du fühlst dich also nicht gut damit. Fasse dich beim Neinsagen kurz, das heißt, bringe die Absage auf den Punkt und gib gar nicht erst lange Erklärungen ab. Je länger du dich erklärst und dich vielleicht sogar dafür entschuldigst abzulehnen, desto schwieriger wird es für dich, bei deiner Meinung zu bleiben. Du bietest der anderen Person dadurch womöglich noch eine große Angriffsfläche, sodass sie dich doch noch umzustimmen versucht. Am Ende gehst du mit einem schlechten Gefühl aus dem Gespräch heraus, weil du mal wieder einer Sache zugestimmt hast, die du eigentlich gar nicht machen wolltest.

Stelle dir beispielsweise vor, deine Kollegin fragt dich auf der Arbeit, ob du am Freitagnachmittag Zeit hast, um ihr bei einem Problem mit einem Kunden zu helfen. Du möchtest das nicht und hast weder Zeit noch Lust, dich darum zu bemühen, weil du weißt, dass dies eine größere Angelegenheit werden wird. Du könntest sagen: „Es tut mir leid, mir ist es wichtig, am Freitag pünktlich Feierabend zu machen.“ Natürlich könnte deine Kollegin nun versuchen, dich umzustimmen, doch du musst schließlich nicht darauf eingehen. Oft hilft es also, die Absage kurz und knapp zu halten. Dies erfordert selbstverständlich etwas Übung, wird aber mit der Zeit leichter werden.

Unabhängig von den Plänen und Problemen anderer Menschen zu sein, sich von ihren Meinungen abgrenzen zu können und am eigenen Selbstwertgefühl zu arbeiten, ist essenziell. Obwohl dies Übung und Zeit braucht, lohnt sich diese Anstrengung. Wenn du dabeibleibst und Tag für Tag ein wenig daran arbeitest, resilienter zu werden, und es dir dann noch gelingt, positiv in die Zukunft zu blicken, ist schon viel geschafft. Denn gerade nach einem Schicksalsschlag fühlen Betroffene eine Art Zwiespalt und es fällt ihnen schwer, sich davon zu lösen. Doch die Zeit ist gekommen, um in Zukunft freier und gelassener zu leben und diesen Zwiespalt hinter sich zu lassen. Schließlich ist die Sichtweise auf die Dinge etwas, was sich mit der Zeit aktiv verändern lässt. Du selbst bestimmst, ob du weiterhin in diesem Zwiespalt leben möchtest oder ob du dich dafür entscheidest, die Vergangenheit hinter dir zu lassen.

Das Leben im ewigen Zwiespalt

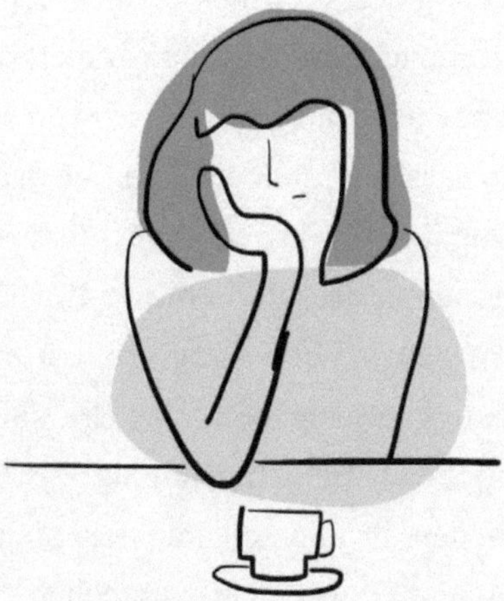

Wer mit Beeinträchtigungen leben muss, kennt das Leben im „ewigen Zwiespalt“. Es ist ein ständiger Spagat zwischen Herz und Verstand. Hinzu kommt die Beeinflussung der Familienverhältnisse durch die vorhandenen Einschränkungen, da es meist Besonderheiten beim Zusammenleben zu beachten gibt. Die weiter oben vorgestellten Wünsche und Ziele, um sein Leben positiv zu verändern, sind nicht nur vielseitig, sondern ihre Erfüllung benötigt zweifellos ein wenig Geduld. Man sollte zudem den Wunsch verspüren, Veränderungen aktiv anzugehen.

Vor allem nach Schicksalsschlägen ist es oft so, dass die eigene Umgebung den Eindruck erweckt zu erwarten, dass man als Betroffener automatisch resigniert oder keine Lebensfreude mehr verspürt. Es ist sehr schwer, sich davon nicht beeinflussen zu lassen, sondern sein Leben den neuen Bedingungen anzupassen und wieder glücklich zu werden. Es kann sogar passieren, dass du in dieser Hinsicht offene Ablehnung seitens deiner Umgebung erfährst, mit der es gar nicht so leicht ist umzugehen. Deshalb sind sowohl die oben beschriebene Egal-Einstellung als auch die Abgrenzung von den Problemen anderer Menschen so essenziell, um aus dem Zwiespalt auszubrechen. Nur, wenn du bereit bist weiterzumachen und dich nicht unterkriegen lassen willst, ist das auch ohne weiteres möglich.

Nimm einmal an, dass du nach einem schweren Unfall wieder in dein Leben zurückfinden musst. Du befindest dich in einem Zwiespalt, musst dich mit den Folgen des Unfalls beschäftigen und erst noch lernen, mit ihnen zu leben. Deine Umwelt erwartet vielleicht von dir, dass du bald wieder so weitermachen sollst, als wäre nichts passiert. Du kannst das aber nicht, weil die Einschränkungen dir das unmöglich machen. Jetzt hilft nur, sich unabhängig von den Erwartungen und Ansprüchen der anderen zu machen. Nur dann kannst du selbst entscheiden, wie es weitergehen soll.

Das Leben im Zwiespalt ist einerseits ein Zeichen für ein schwaches Selbstwertgefühl und andererseits ein Zeichen für einen zu starken Fokus darauf, was andere Menschen von einem denken könnten. Ein Grund dafür kann die fehlende Akzeptanz sein, die nach einem Schicksalsschlag jedoch so entscheidend ist, um weitermachen zu können. Es handelt sich dabei um einen für die Resilienz grundlegenden Punkt, der keinesfalls zu unterschätzen ist, da die Akzeptanz einer Situation einem erst die Möglichkeit eröffnet, von diesem Punkt aus voranzukommen. Ansonsten wird es dem Betroffenen stets schwerfallen, optimistisch in die Zukunft zu blicken.

Man sollte ausblenden können, was der Rest der Welt von der eigenen Situation und dem, was passiert ist, hält. Es geht ganz allein darum, für sich zu entscheiden, wie man sein Leben von nun an gestalten möchte und kann. Dafür ist die Resilienz eine der bedeutendsten Grundlagen. Es hängt daher stets von dir selbst ab, was du aus deiner Situation machst.

Begegnungen mit anderen Betroffenen

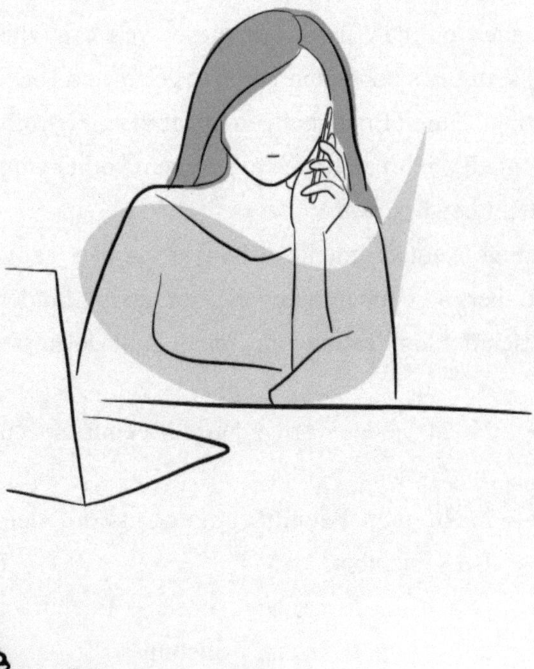

Für Menschen mit einer bestimmten Einschränkung wirkt es im ersten Moment oft so, als wären sie ziemlich allein mit ihren Schwierigkeiten. Eventuell sind sie bereits in Kliniken, bei der Therapie oder bei Arztbesuchen anderen Betroffenen begegnet. Die eigene Situation einmal aus einem anderen Blickwinkel zu sehen, indem man sie mit den Umständen anderer Betroffener vergleicht, kann bedeuten, dass sich etwas im Inneren verändert und der Blick auf die eigene Situation anders wird, sobald die Schicksale anderer Menschen bekannt sind. Betroffenen Menschen begegnet man sowohl in der Therapie als auch in der Rehabilitationsklinik sowie teilweise im Alltag oder auch online. Es ist auf diese Weise möglich, sich gegenseitig zu stärken und Tipps zu geben und voneinander zu lernen. Durch Begegnungen mit anderen Betroffenen ist es möglich, vieles zu lernen, was einem vorher womöglich gar nicht bewusst war.

Einige entscheidende Punkte sollen an dieser Stelle hervorgehoben werden, um zu verhindern, alle eingeschränkten Personen in eine Schublade zu stecken:

- Nicht jede vorhandene Beeinträchtigung ist angeboren.
- Nicht jede Beeinträchtigung ist auf den ersten Blick sichtbar.
- Nicht alle Menschen, die eine Beeinträchtigung aufweisen, sitzen im Rollstuhl.
- Menschen mit einer Beeinträchtigung wollen

nicht automatisch im Mittelpunkt stehen.

- Und ganz wichtig: Menschen mit einer Beeinträchtigung können (und wollen!) ein selbstbestimmtes Leben führen.

Viele Menschen, die mit einer Beeinträchtigung leben, haben deshalb keinen geringeren Lebenswillen als andere, ganz im Gegenteil. Es ist schlimm für sie, wenn sie ausgegrenzt werden oder wenn sie mit Mobbing zurechtkommen müssen. Wer selbst von einer Beeinträchtigung betroffen ist, wird vermutlich schon Mobbingerfahrungen gemacht oder Ausgrenzung erlebt haben sowie Unverständnis begegnet sein. Um resilienter zu werden, ist es dann besonders wichtig zu versuchen, mit dem fehlenden Verständnis und der Ablehnung umzugehen. Die Übungen in diesem Buch für mehr Selbstvertrauen, mehr Resilienz und mehr Gleichgültigkeit gegenüber den Meinungen anderer Menschen können dabei helfen.

Erfüllende Pläne für die Zukunft

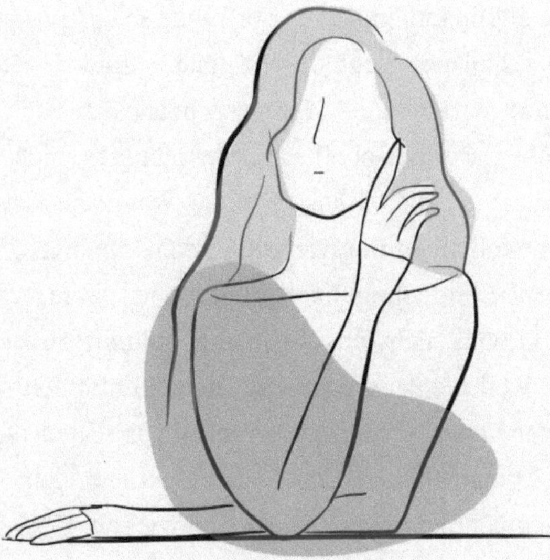

Ein positiver Blick auf die Zukunft sowie erfüllende Pläne sind in Bezug auf die eigene Resilienz von großer Bedeutung. Wohlbefinden, innere Zufriedenheit und echte Erfüllung hängen stark davon ab, ob man schöne Pläne für die Zukunft hat. Gerade nach einem Schicksalsschlag ist es am Anfang nicht unbedingt leicht, solche Zukunftspläne zu gestalten. Das Schöne ist aber, dass jeder von uns ebendiese erfüllenden Vorhaben vor dem inneren Auge skizzieren kann, die es wert sind, umgesetzt zu werden. Dies führt sogar zu innerer Stärke und lässt negative Gefühle abklingen, indem es Vorfreude schafft.

Zukunftspläne und Wünsche sind natürlich vollkommen individuell. Einige sehnen sich nach einer glücklichen Partnerschaft, andere möchten sich ihren Traum vom eigenen Haus erfüllen. Was zählt, ist, dass diese Vorstellungen motivierend wirken. Denn ganz egal, ob eine Beeinträchtigung vorliegt oder nicht, es gibt keinen Grund, nicht positiv in die Zukunft zu blicken. Gerade, weil niemand weiß, was noch kommt, ist so viel Raum für Gutes vorhanden. Wenn du hingegen negativ auf die Zukunft blickst und denkst, dass sich dein Leben ohnehin nicht mehr zum Positiven entwickelt, gibt es doch gar keinen Grund mehr, das Leben zu genießen.

Resiliente Menschen blicken positiv in die Zukunft, so viel hast du bereits zu Beginn dieses Buches erfahren. Der Unterschied zwischen einer positiven und einer negativen Lebenseinstellung ist riesig: Diese bestimmt nicht nur deine täglichen Handlungen, sondern genauso dein

Wohlbefinden im Allgemeinen. Blickst du beispielsweise hoffnungslos in die Zukunft und denkst, dass du keinen besseren als deinen aktuellen Arbeitsplatz finden kannst, bleibst du vermutlich in deinem Job. Warum solltest du auch versuchen, ihn zu wechseln, wenn es doch woanders vermutlich kein Stück besser ist? Blickst du hingegen positiv in die Zukunft und weißt, dass noch mehr auf dich wartet, wirst du dich auf neue Jobs bewerben und schließlich eine Stelle finden, die dich erfüllt.

Wer also optimistisch ist, erreicht mehr, schmiedet sich sein Glück selbst und weiß genau, dass er sein Leben selbst gestalten kann. Wer jedoch pessimistisch und voller Zweifel in die Zukunft blickt, wird seine aktuelle Situation nicht aktiv verändern. Dadurch nimmt man sich allerdings die Chance, echte Zufriedenheit im Leben zu erlangen. Daher ist es so bedeutsam, seine Lebenseinstellung zu überdenken und eventuell neu auszurichten.

Hast du dir schon einmal Gedanken über die Zukunft gemacht? Welche Wünsche und Träume hast du, was möchtest du noch erreichen und was erhoffst du dir von den kommenden Monaten und Jahren? Falls du dir allgemein noch kaum Gedanken um die Zukunft gemacht hast, wäre es sinnvoll, sich damit genauer zu beschäftigen. Hilfreich kann eine Art To-do-Liste der Dinge sein, die du erleben willst und auf die du dich besonders freust. Auf diese Weise siehst du, worauf du hinarbeitest und was du erreichen willst, was ganz sicher ein Anlass ist, um sich beflügelt zu fühlen.

Wie wäre es, wenn du dir nun deine Gedanken eingehender ansiehst, um festzustellen, ob diese eher positiv oder eher negativ ausfallen? Häufig fällt einem nämlich selbst nicht auf, wenn die eigenen Gedanken überwiegend negativ sind. Der erste Schritt ist daher, sich ein Bewusstsein über seine Gedanken zu schaffen. Im nächsten Schritt kannst du dich dann darauf konzentrieren, worauf du dich in der näheren und ferneren Zukunft freust. Du kannst deine Erwartungen für die Zukunft auf einzelne Lebensbereiche beziehen: Frage dich, worauf du dich in deinem Beruf und in deiner Partnerschaft freust, welche Unternehmungen und Reisen du noch vorhast etc. Welche positiven Dinge erwarten dich, worauf fieberst du freudig hin? Sollte dir nichts einfallen, ist es höchste Zeit für eine Veränderung! Ein erfülltes Leben wird dir nicht möglich sein, wenn du pessimistisch bist.

Schreibe dir gerne eine Liste mit all diesen Punkten auf und denke in Ruhe darüber nach, was dich an positiven Dingen erwarten könnte. Konzentriere dich darauf, die Schritte zu unternehmen, die nötig sind, um ein wunderschönes Leben zu führen. Denn ganz gleich, ob es in deinem Leben kleine oder große Schicksalsschläge gab, es gibt immer die Möglichkeit, sich das eigene Traumleben einzurichten. Du musst es nur wollen und aktiv anstreben! Einschränkungen körperlicher oder psychischer Art bedeuten schließlich nicht, dass dein Leben deshalb weniger lebenswert ist. Durch die aktive Stärkung deiner Resilienz wird es dir noch leichter fallen, positiv in die

Zukunft zu blicken.

Zum Abschluss findest du auf den folgenden Seiten eine To-do-Liste für mehr Lebensfreude in 33 Tagen. Schließlich sind es nicht nur erfüllende Zukunftspläne, die einen echten Unterschied in deinem Leben ausmachen können, sondern genauso deine Einstellung zum Leben an sich.

In 33 Tagen zu mehr Glück und Lebensfreude: die grosse To-do-Liste

Eine echte Veränderung in Bezug auf mehr Glück und Lebensfreude geschieht nicht über Nacht. Ausschlaggebend ist dabei der Wille, ernsthaft etwas verändern und an sich arbeiten zu wollen, um sich mit der Zeit ein schöneres Leben zu gestalten. Dafür möchte ich dir eine Art To-do-Liste mitgeben, die dich in 33 Tagen zu mehr Glück, Lebensfreude und Zufriedenheit mit dem eigenen Leben führen soll.

Tag 1: Ist- und Sollzustand notieren

Wer nicht weiß, wo er gerade steht und wo er eigentlich genau hinwill, kann keine Veränderung anstreben. Zuerst einmal musst du dir bewusst darüber sein, wo du aktuell stehst und wo du gerne hinmöchtest. Nimm dir heute Zettel und Stift und schreibe dir auf, wie dein Ist- und wie dein Sollzustand aussieht. Nimm dir für diese Aufgabe ruhig ein wenig mehr Zeit, um eine ausführliche Liste zu erstellen. Schließlich ist diese Liste deine Grundlage für die noch kommenden 32 Tage und hilft dir dabei, dich und deine Ziele noch besser zu verstehen.

Beim Lesen dieses Buches ist dir vielleicht schon der eine oder andere Punkt aufgefallen, der auf dich zutreffen könnte. Vielleicht mangelt es dir noch an der beschriebenen Egal-Einstellung, wenn es um die Meinung anderer Menschen geht. Oder du hast Schwierigkeiten damit, aufgrund deiner Unsicherheit soziale Kontakte zu knüpfen. Häufig bemerkt man außerdem, dass man sein Selbstwertgefühl noch stärken könnte. Das alles wären Punkte, die du beim Ist-Zustand aufschreiben könntest, wenn sie auf dich zutreffen, um anschließend in diesen Bereichen eine Verbesserung zu erzielen. Auf diese Weise siehst du klarer, wohin die Reise im Rahmen deiner Persönlichkeitsentwicklung gehen soll.

Tag 2: Unwichtige Aspekte streichen, wichtige Aspekte farbig markieren

Heute dreht sich alles um deine gestern zusammengestellte Liste. Markiere dir darauf wichtige Aspekte farbig und streiche die Punkte, die jetzt gerade noch keine so große Rolle spielen (diese werden sicherlich in Zukunft noch bedeutsam sein). Es geht also zunächst um die Themen, die dir besonders am Herzen liegen und die du am dringendsten bearbeiten möchtest. Versuche dabei allerdings, es langsam angehen zu lassen.

Wenn sich auf deiner Liste beispielsweise die Punkte „Schüchternheit", „negative Gedanken" und „fehlendes Selbstwertgefühl" befinden, wirst du nicht alles auf einmal bearbeiten können. Den Aspekt der Schüchternheit zum Beispiel könntest du streichen, da diese durch den Aufbau des Selbstwertgefühls automatisch abnehmen wird. Am Ende des heutigen Tages sollten also auf deiner Liste die für dich wichtigsten Aspekte farblich hervorgehoben sein. Auf diese Weise kannst du dich innerlich darauf vorbereiten, dich in den folgenden Tagen um deine wunden Punkte zu bemühen. Schließlich lässt sich Resilienz am besten trainieren und stärken, indem du dich um jeden Bereich einzeln kümmerst.

Tag 3: Die einzelnen Ziele herunterbrechen

Nach den ersten beiden Tagen, an denen du dich mit deiner Liste beschäftigt hast, wird es heute ein wenig konkreter. Gestern hattest du besonders wichtige Aspekte farblich markiert. Diese schaust du dir heute konkret an und setzt dir Ziele, um jeweils eine Verbesserung zu erreichen. Setze dir aber nicht nur ein großes Ziel, sondern schreibe dir genauer auf, wie sich dieses Ziel schrittweise erreichen lässt. Auf diese Weise kommst du im Anschluss leichter ins Handeln und dein Ziel ist nicht mehr unendlich weit entfernt. Genau das ist nämlich bei Zielen der Fall, die nicht in einzelne Schritte heruntergebrochen und dann aktiv angegangen werden. Deshalb ist es so bedeutsam, diesbezüglich konkreter zu werden. Schließlich sollen deine Ziele letztlich nicht bloß auf dem Papier stehen. Viel besser ist eine klare Handlungsanweisung mit einzelnen Schritten, die deutlich machen, wie du konkret vorgehen kannst.

Zum Beispiel kannst du dir als Ziel setzen, dich von negativen Gedanken zu lösen. Dafür könntest du folgende oder eine ähnliche Reihenfolge in Betracht ziehen, die dazu führt, langfristig eine Veränderung zu erzielen:

- negative Gedanken erkennen
- die Verbindung zwischen negativen Gedanken und Gefühlen, zum Beispiel mit einem bestimmten Ort, lösen
- eine Erinnerung im Kopf abspielen, dabei Musik

hören, die dich herunterzieht (du könntest Lieder hören, die du mit der Situation in Verbindung bringst)

- Versuche dann, dich von den Erinnerungen zu lösen und die Musik in einer schöneren Situation oder in einer angenehmen Umgebung zu hören. Auf diese Weise kannst du langfristig die Verbindung von negativen Gedanken und Gefühlen mit bestimmten Orten oder Liedern lösen.
- negative Gedanken langfristig auflösen

Das Beispiel bezieht sich auf Erinnerungen an Situationen oder Orte, die mit einem Lied in Verbindung gebracht werden. Es geht in erster Linie darum, sich den Erinnerungen zu stellen und auf die Gefühle zu achten, die mit der Musik assoziiert werden. Falls es sich bei dir beispielsweise um einen Ort handelt, den du mit schlechten Erinnerungen verbindest, könntest du diesen aufsuchen und dich den negativen Erinnerungen vor Ort stellen.

Doch heute geht es erst einmal darum, dass du dir eine Handlungsanleitung mit konkreten Zielen in kleinen Schritten aufschreibst. Falls dir an dieser Stelle der eine oder andere Punkt schwerfällt und du noch nicht weißt, wie du dafür Ziele in kleinen Schritten finden kannst, konzentriere dich erst einmal auf einen oder zwei Punkte. Das gute Gefühl, das damit einhergeht, ist schon viel wert und führt dazu, dass du dich zufriedener fühlst.

Tag 4: Einen neuen Haarschnitt zulegen

Ab heute fangen wir damit an, konkreter zu werden, damit du dich jeden Tag ein wenig glücklicher und zufriedener fühlst. Wir beginnen mit kleinen Schritten, denn überfordern sollen dich die vielen Veränderungen ja nicht. So starten wir mit einem neuen Haarschnitt, der vielleicht ein wenig Mut erfordert, jedoch einfach umsetzbar ist.

Wie lange ist dein letzter Haarschnitt her und wann hast du dich in dieser Hinsicht bewusst an eine Veränderung gewagt? Eine neue Frisur ist eine großartige Übung, um sich mal etwas zu trauen, eine Veränderung aktiv zuzulassen und über den eigenen Schatten zu springen. Probiere es einfach einmal aus, denn die Sache mit dem neuen Haarschnitt – oder der neuen Haarfarbe – bietet einen Vorteil: Deine Haare wachsen wieder nach!

Tag 5: Komplimente annehmen und bewusst vergeben

Komplimente anzunehmen und selbst zu vergeben, ist tatsächlich ein hilfreicher Schritt auf dem Weg zu einem stärkeren Selbstwertgefühl. Natürlich solltest du Komplimente stets ehrlich meinen und dir nicht bloß irgendetwas aus den Fingern saugen. Vielleicht hat dein Gegenüber eine tolle Frisur oder trägt ein Oberteil, welches dir positiv aufgefallen ist? Sag es ihm! Bei den ersten Malen fühlt es sich vielleicht noch etwas ungewohnt an, aber das wird leichter, je öfter du dich darin übst.

Und vor allem: Hör auf damit, Komplimente

herunterzuspielen, die andere dir machen. Wenn dir jemand sagt, wie schön deine Augen sind oder wie gut dir die neue Frisur steht, dann solltest du dich darüber freuen und dich bedanken. Denn nicht nur das bewusste Vergeben von Komplimenten steht auf der heutigen To-do-Liste, sondern genauso das Annehmen von diesen. Überlege dir dafür einmal, wie leicht (oder schwer) es dir fällt, mit Komplimenten umzugehen.

Tag 6: Den Kleidungsstil verändern

Kleider machen Leute, keine Frage. Oft nutzen wir immer den gleichen Kleidungsstil, weil er uns vertraut ist, und lassen uns nicht unbedingt auf neue Experimente ein. Wie ist es bei dir, wie sieht dein Kleidungsstil aus? Du musst ja nicht gleich das absolute Gegenteil anstreben, denn du solltest dich weiterhin wohlfühlen. Aber wie wäre es mit dem Ausprobieren einer Farbe, an die du dich sonst nicht heranwagst? Oder mit einer neuen Kombination von Kleidungsstücken, die ein wenig ungewohnt oder gar gewagt wirkt? Es kann für das eigene Gefühl tatsächlich einen großen Unterschied ausmachen, wenn man einfach einmal einen anderen Kleidungsstil ausprobiert.

Tag 7: Zwischenstand abfragen

Wenn es um das Anstreben von Veränderungen geht, ist es empfehlenswert, sich zwischendurch den aktuellen Status aufzuschreiben – es ist schließlich bereits eine Woche vergangen. Am ersten Tag hattest du deinen Ist-

Zustand sowie deinen Soll-Zustand aufgeschrieben. Natürlich sind sieben Tage noch nicht viel, doch du hast mit den ersten Veränderungen angefangen, die teilweise gar nicht so einfach waren. Blicke heute einmal auf die Auflistung deines Ist- und Sollzustands vom ersten Tag und prüfe, ob du Letzterem schon etwas nähergekommen bist. Gibt es bereits Veränderungen, die dir aufgefallen sind? Die heutige Reflexion hilft dir dabei, diese Vorgänge wahrzunehmen und zu bemerken, was genau sich bei dir tut und wo es vielleicht noch ein wenig Handlungsbedarf gibt.

Tag 8: Neue Prioritäten setzen

Welche Prioritäten haben dein Leben bisher ausgemacht? Überlege dir, was dir wichtig ist und was bisher in deinem Leben eine große Rolle gespielt hat. Es geht nun nicht darum, dass du diese Dinge jetzt plötzlich alle hinter dir lassen sollst. Aber es macht womöglich Sinn, die eigenen Prioritäten nicht nur zu erkennen, sondern genauso bewusst zu verändern. Heute beschäftigst du dich mit der Möglichkeit, neue Prioritäten für dein Leben zu setzen. Vor allem nach dem gestrigen Zwischenstand findest du für dich heraus, worauf du in Zukunft mehr Wert legen möchtest. Notiere dir deine neuen Erkenntnisse, schließlich geht es darum, auch hier ins Handeln zu kommen.

Tag 9: Sich von blockierenden Menschen entfernen

Eine Weiterentwicklung in Richtung mehr Glück und Lebensfreude ist ohne Frage etwas Wunderbares. Du wirst aber sehr schnell merken, dass nicht alle Menschen dieser Meinung sind und eventuell sogar versuchen, deine Entwicklung schlechtzureden oder insgesamt nicht zu unterstützen. Wer sich nun gegen dich stellt und sogar versucht, dir dein Glück madig zu machen, ist in deinem Leben nicht sehr gut aufgehoben. Heute geht es darum, ehrlich zu dir zu sein und einen klaren Blick auf dein Umfeld zu werfen: Frage dich, ob es Menschen gibt, die dich blockieren, nicht zu dir stehen oder versuchen, deine Persönlichkeitsentwicklung zu untergraben.

Diese Menschen solltest du besser aus deinem Leben streichen oder zumindest beginnen, dich von ihnen zu entfernen. Natürlich ist es nicht einfach, sich lediglich mit positiv eingestellten Menschen zu umgeben, die einem guttun. Es lohnt sich aber, eine solche Veränderung Schritt für Schritt anzugehen, um weiterzukommen. Der erste Schritt, um sich von Personen zu entfernen, die einen auf irgendeine Art und Weise herunterziehen, ist es, diese zu erkennen. Vielleicht gibt es ja diese eine Freundin in deinem Leben, bei der du dich nach einem Treffen immer schlecht fühlst, oder den Bekannten, bei dem du das Gefühl hast, dass er stets negative Stimmung verbreitet. Es kann ein schmerzhafter Prozess sein, sich bewusst zu machen, dass einem nicht alle Menschen im eigenen Leben guttun und nur das Beste für einen wollen, aber er lohnt sich für dich.

Tag 10: Wünsche realisieren

Nachdem du für dich herausgefunden hast, wohin du in deinem Leben kommen willst und wie dieses aussehen soll, solltest du mit der Umsetzung beginnen: Mache heute etwas, was du als Realisierung deiner Wünsche und Träume empfindest, also einen Schritt nach vorne, in ein neues Leben voller Wohlbefinden!

Tag 11: Alte Lasten ablegen

Du willst zu deinem neuen Ich gelangen, hast allerdings Probleme damit, deine alten Lasten zu vergessen? Schreibe heute einen besonders belastenden Punkt aus deinem bisherigen Leben auf, den du bisher vielleicht nicht abhaken konntest. Wenn du möchtest, kannst du den Zettel anschließend verbrennen oder an einen Ballon hängen, den du in den Himmel steigen lässt. Es geht dabei darum, eine Art symbolischen Abschied zu feiern, der dir dabei hilft, dich von deinen Altlasten zu befreien. Selbst wenn es dir nicht sofort gelingt, Vergangenes hinter dir zu lassen, fühlst du dich durch dieses Ritual mit Sicherheit schon ein wenig leichter. Es kann sein, dass du Zeit für diesen Schritt brauchst. Versuche daher, nach Bedarf das Ritual des Verabschiedens zu wiederholen.

Tag 12: Sich etwas Besonderes kaufen

Wie oft erfüllst du dir materielle Wünsche? Sicherlich gibt es Dinge, die du schon immer haben wolltest, die du dir aber aus welchem Grund auch immer nie gegönnt hast.

Heute dreht sich alles darum, dass du dich belohnen sollst. Je nach deiner finanziellen Situation muss es sich dabei gar nicht um etwas Kostspieliges handeln, es geht lediglich um einen Wunsch, den du dir erfüllen sollst. Das kann von einem Kleidungsstück bis hin zu einem Buch oder Film so ziemlich alles sein, was in Frage kommt. Überlege dir daher einmal, was du gerne hättest und was du dir vielleicht bisher verwehrt hast. Es ist ein ganz besonderes Gefühl, sich bewusst etwas zu gönnen und sich auch mal solche materiellen Wünsche zu erfüllen.

Manchmal gönnt man sich nämlich nichts, weil man denkt, nicht wichtig genug zu sein, um sich eigene Wünsche zu erfüllen. Dann stellt man sich selbst in den Hintergrund und macht die eigenen Bedürfnisse nicht zur Priorität. Egal, aus welchem Grund, ist das Ergebnis doch immer das gleiche: Du schenkst dir selbst nicht genug Aufmerksamkeit und Fürsorge, was jedoch für dein Wohlbefinden höchst bedeutsam ist.

Tag 13: Die eigene Komfortzone verlassen

Wir alle haben eine Komfortzone. Diese ist so bequem, weil sie uns so vertraut ist. Sie ist sogar nötig, um sich selbst inneren Frieden zu schenken und sich nicht ständig neu ausprobieren zu müssen. Gleichzeitig hindert die Komfortzone viele aber auch daran, sich weiterzuentwickeln und über sich selbst hinauszuwachsen. Entwickle dich weiter, indem du über deine Grenzen gehst. Mache das, was du dich vorher nicht getraut hast!

Das kostet Überwindung, keine Frage, doch es lohnt sich, diesen Weg zu gehen. Einen besonderen Tipp für eine solche Aktivität erhältst du morgen, doch es gibt natürlich unzählige Möglichkeiten, die eigene Komfortzone hinter sich zu lassen.

Einige Beispiele, um die Komfortzone zu verlassen:

- fremde Menschen ansprechen
- eine Stunde vor der gewohnten Zeit aufstehen und Frühsport machen
- Pause zu einem anderen Zeitpunkt oder an einem anderen Ort machen
- ein neues Hobby oder eine neue Sportart austesten
- ganz andere Kleidung tragen als sonst
- einen Tag allein wegfahren

Tag 14: Allein in ein Restaurant gehen

Warst du schon einmal allein aus? In einem Restaurant, einem Café oder vielleicht im Kino? Möglichkeiten gibt es zahlreiche, doch vielen von uns fällt es gar nicht so leicht, sich zu trauen und allein loszugehen. Dabei stärkt das dein Selbstvertrauen und Selbstbewusstsein, und sehr bald fühlt es sich gar nicht mehr so ungewohnt an. Daher lautet deine heutige Challenge: Suche dir ein Restaurant oder Café aus, welches dich anspricht. Vielleicht wolltest du ja schon immer das eine neue Restaurant in der Stadt besuchen. Tu dies und genieß das Essen. Das unterstützt dich zusätzlich dabei, dir nicht mehr so viele Gedanken über die Blicke und Meinungen anderer Menschen zu machen.

Irgendwann wirst du amüsiert mit einem Lachen reagieren, wenn der Kellner dich ungläubig fragen sollte, ob du tatsächlich einen Tisch für nur eine Person reservieren möchtest. Es ist auf jeden Fall nichts Merkwürdiges dabei, wenn du allein ausgehst. Zugegeben, der Besuch in einer Bar oder in einem Club ohne Begleitung erfordert noch mehr Überwindung. Versuche es daher erst einmal mit einem Restaurantbesuch. In jedem Fall verlässt du dadurch deine Komfortzone ganz bewusst und entwickelst dich enorm weiter.

Tag 15: Deine Vorhaben reflektieren

Die meisten Veränderungen geschehen nicht einfach über Nacht. Meist gibt es Denkanstöße, die dazu führen, eine bestimmte Veränderung einzuleiten. Wer übergewichtig ist, trifft vielleicht nach dem Blick auf ein aktuelles Foto die Entscheidung, jetzt endlich etwas gegen die Pfunde zu unternehmen. Mit Sicherheit haben bestimmte Momente in deinem Leben zu deiner Entscheidung, deine Resilienz zu stärken, geführt.

Denke heute einmal in Ruhe darüber nach, warum du dich dazu entschieden hast, resilienter zu werden. Was hat diese Entscheidung beeinflusst? Ist etwas Bestimmtes passiert oder ist dir eine ständige Unzufriedenheit aufgefallen, von der du genug hattest? Schreibe dir deine Erkenntnisse dazu heute auf. Es hilft dir übrigens immer, wenn du regelmäßig reflektierst. Falls du den Faden auf dem Weg in dein neues Leben verlierst, kannst du dadurch immer wieder zurückfinden.

Tag 16: Zwischenstand notieren

Den ersten Zwischenstand hast du dir bereits notiert. Mittlerweile befinden wir uns schon bei der Hälfte der To-do-Liste, und du konntest seitdem viele weitere Aufgaben umsetzen. Der heutige Tag dient also der Selbstreflexion und einem ehrlichen Bericht über die bisher erlebten Veränderungen und darüber, was du alles für dich festgestellt hast. Wie fühlst du dich heute, welche Aufgaben sind dir schwer- und welche leichtgefallen? Schreibe dir heute all die Punkte auf, die dir aufgefallen sind. Dadurch erkennst du unter anderem, in welchen Bereichen du bereits erste Fortschritte verzeichnet hast, was dich für deinen weiteren Weg motiviert.

Tag 17: Sich Unangenehmes trauen

Gibt es eine Sache, vor der du dich immer wieder drückst oder über einen sehr langen Zeitraum gedrückt hast? Mache genau das heute! Dabei kann es sich um die unterschiedlichsten Dinge handeln, wie um den Besuch eines Ortes, den du mit einem besonders schlimmen Moment in deinem Leben verbindest, oder um das Gespräch mit einer Person, der du eine bestimmte Handlung oder Aussage nicht verzeihen kannst. Traue dich, dies nun zu tun!

Tag 18: Das Gespräch mit dem Vorgesetzten suchen

Sprich deinen Vorgesetzten an und bitte ihn um ein Gespräch unter vier Augen. Erzähl ihm von deiner mentalen Veränderung und von deinen Zielen, an dir zu arbeiten. Ist ihm womöglich schon etwas an dir aufgefallen?

Es kann natürlich sein, dass dein Vorgesetzter nicht die richtige Person für ein solches Gespräch ist. Falls dir dies also nicht möglich ist, kannst du eine solche Unterhaltung ebenso mit jemand anderem führen. Als Beispiel könntest du im Falle einer selbstständigen Tätigkeit einen deiner Kunden um ein Gespräch über zukünftige Ziele und über kommende Änderungen im Rahmen der Zusammenarbeit bitten. Versuche also, dieses Gespräch mit einer passenden Person in deinem beruflichen Umfeld zu führen.

Tag 19: Über die berufliche Zukunft nachdenken

Jetzt hast du im besten Fall schon gestern das Gespräch mit einem Vorgesetzten oder Kunden geführt. Das ist ein sehr guter Anfang, doch die wichtigste Frage kommt heute: Wo siehst du dich beruflich in der Zukunft? Was möchtest du erreichen, was wünschst du dir und was eben nicht? Mache dir heute ernsthaft Gedanken über deine berufliche Zukunft und versuche dabei, nicht nur auf deine Vernunft oder auf die Meinungen anderer zu hören. Je eher du bereit und in der Lage bist, dir eine erfüllende berufliche Zukunft vorzustellen und dich bereits hineinzufühlen, desto besser für dich.

Tag 20: Ziele setzen und in Etappen unterteilen

Neben der beruflichen Zukunft sind alle möglichen anderen Ziele im Leben äußerst bedeutsam. Denn erst die persönlichen Ziele sorgen dafür, dass du weißt, warum du morgens aufstehst und worauf du hinarbeitest. Letztlich sorgen erreichte Ziele für Glücksgefühle und machen dich innerlich stärker, wodurch du dich insgesamt wohler mit deinem Leben fühlst. Setze dir daher Ziele für dein Leben, und zwar für ganz verschiedene Bereiche.

Im nächsten Schritt unterteilst du deine Ziele in einzelne Etappen, um diese nach und nach zu erreichen. Wenn es beispielsweise dein großes Ziel ist, ein eigenes Buch zu schreiben, macht es Sinn, zuerst nach einem passenden Thema zu suchen und dir dann Gedanken über die einzelnen Kapitel zu machen. Der Vorteil dieser kleineren Etappen auf dem Weg zum großen Ziel ist dabei ganz klar, dass du diese jeweils schneller erreichst und dadurch immer wieder neu motiviert wirst.

Tag 21: Negative Glaubenssätze aufdecken

Ein ganz entscheidendes Thema auf dem Weg zu mehr Zufriedenheit und Wohlbefinden ist die Aufdeckung sowie Auflösung negativer Glaubenssätze. Dabei handelt es sich um einschränkende Glaubensmuster und negative Gedanken über dich, deine Handlungen und deine Fähigkeiten, die sich im Laufe der Zeit fest eingeprägt und tief ins Bewusstsein eingegraben haben, vor allem durch ständige Wiederholungen und Erlebnisse, die diese gefährlichen Sätze über sich selbst scheinbar immer wieder bestätigt haben. Sätze wie „Das schaffe ich nicht“ oder „Ich bin nichts wert“ blockieren uns extrem und hindern uns sogar daran, echte Erfüllung im Leben zu finden. Heute geht es darum, in Ruhe in dich hineinzuhören und zu versuchen, diese negativen Gedanken und Glaubenssätze aufzuspüren.

Mache dich darauf gefasst, dass die Arbeit mit deinen negativen Glaubenssätzen langwierig ist und es immer wieder vorkommen kann, dass du weitere Glaubenssätze über dich entdeckst. Das ist völlig normal und sollte kein Grund fürs Aufgeben sein, da es viel Geduld bedarf, negative Glaubenssätze aufzudecken und in positive Gedanken umzukehren.

Tag 22: Negative Glaubensmuster widerlegen

Nun geht es weiter mit der Arbeit mit deinen beschränkenden Glaubenssätzen. Dafür solltest du je negativem Glaubenssatz Argumente finden, die den jeweiligen Gedanken entkräften. Wenn du oft denkst „Das schaffe ich nicht“, dann solltest du nach den vielen Momenten suchen, in denen du eine Herausforderung sehr wohl gemeistert hast. Ändere den Glaubenssatz in „Ich schaffe das“ um und wiederhole diesen Satz ab jetzt mehrfach täglich (mehr zum Thema „Affirmationen“ erfährst du morgen).

Bereite dich zugleich auf die Tatsache vor, dass wir gerne die negativen Gedanken über uns selbst bestätigen.

Du wirst also ebenfalls viele Beispiele finden, wann du es eben nicht geschafft hast, und hast dadurch die limitierenden Gedanken über dich sicher sehr oft bestätigt bekommen. Mache dir bewusst, dass genau durch die scheinbare Bestätigung deiner negativen Ansichten über dich die Arbeit mit deinen negativen Glaubenssätzen zu einer großen Herausforderung werden kann. Das bedeutet nicht, dass du in Wahrheit vieles nicht kannst, sondern vielmehr, dass deine Haltung und dein Blick auf die Welt dazu geführt haben, dass du denkst, dass du es nicht kannst. Das ist ein großer Unterschied, für dessen Erkenntnis und Verinnerlichung sicherlich ein wenig Zeit erforderlich ist.

Tag 23: Durch Affirmationen die innere Stärke fördern

Es geht weiter: und zwar mit der sogenannten positiven Bestärkung. Dafür baust du gezielt Affirmationen in deinen Alltag ein. Dabei handelt es sich um positiv formulierte Sätze, die dich stärken, dir Mut machen und dein Selbstwertgefühl aufbauen. Sätze wie „Ich bin genug“ oder „Ich lerne Tag für Tag dazu“ sind genauso sinnvoll wie „Ich bin schön“ oder „Ich bin wertvoll“ – es kommt darauf an, was sich für dich gut anfühlt und wodurch du dich mit der Zeit stärker und selbstbewusster fühlst. Sage dir die positiven Sätze täglich laut auf, am besten zweimal am Tag und, wenn möglich, während du dich dabei im Spiegel ansiehst!

Tag 24: Weiteren Zwischenstand aufschreiben

Zum letzten Mal folgt heute kurz vor Ende der To-do-Liste ein weiterer Zwischenstand. Notiere noch einmal für dich, was sich verändert hat, in welchem Bereich du etwas erreicht hast und wo es noch ein wenig Handlungsbedarf gibt. Diese ehrlichen Rückschlüsse und die Analyse deiner Fortschritte helfen dir dabei, dich weiterzuentwickeln und nicht auf dem aktuellen Stand stehen zu bleiben.

Tag 25: Meditation oder andere Entspannungsübungen ausprobieren

Hast du schon einmal Entspannungsübungen ausprobiert? Meditation kann dich genau wie Yoga dabei unterstützen, im anstrengenden Alltag zur Ruhe zu kommen. Atemübungen sind ebenfalls empfehlenswert – Hauptsache, du probierst heute bewusst eine Entspannungsübung aus und lässt dich ernsthaft auf diesen Versuch ein. Diese kannst du dann gerne täglich ausführen, um von den langfristigen Vorteilen solcher Techniken zu profitieren – dazu morgen mehr.

Tag 26: Entspannungsübungen in die tägliche Routine einbauen

Wie haben sich die Entspannungsübungen gestern für dich angefühlt? Möchtest du dabeibleiben, und konntest du schon einen Unterschied bemerken? Versuche, dich darauf einzulassen, Entspannungsübungen in deine tägliche Routine aufzunehmen. Erste Veränderungen in Bezug auf das eigene Wohlbefinden lassen sich meist schon relativ schnell feststellen und sind sogar wissenschaftlich bewiesen.

Tag 27: Eine Morgenroutine festlegen

Insbesondere dann, wenn dein Tag anstrengend wird, kann eine kurze wohltuende Morgenroutine dir dabei helfen, entspannt in den Tag zu starten. Ein paar Dehnübungen, eine Entspannungsübung und der Ausblick auf die positiven Aspekte und Programmpunkte des anstehenden Tages unterstützen dich dabei, gut gelaunt und ausgeglichen den Tag zu beginnen. Überlege dir eine Morgenroutine, die du ab jetzt jeden Tag durchführst. Zehn Minuten reichen oft schon aus und machen einen bedeutenden Unterschied, wenn es darum geht, positiv in den Tag zu starten.

Tag 28: Positive Gedanken gezielt fördern

Wenn es etwas gibt, das sich positiv auf die gesamte Lebensqualität und das psychische Wohlbefinden auswirkt, sind es die richtigen Gedanken. Fördere ab jetzt ganz bewusst einen positiven Blick auf die Dinge: Schreibe dir zum Beispiel ab sofort jeden Abend fünf Dinge auf, die für dich an diesem Tag gut verlaufen sind und für die du dankbar ist.

Es braucht zwar seine Zeit, um eine Veränderung zu bemerken. Doch bereits nach wenigen Wochen spürst du die Auswirkungen deiner Ausrichtung auf das Positive in deinem Leben. Selbst in deiner Ausstrahlung macht sich dieser großartige Effekt bemerkbar!

Tag 29: Positiv in die Zukunft blicken

Die Zukunft ist wunderbar und hält für jeden von uns einiges bereit – ebenso für dich! Versuche heute, positiv in die Zukunft zu blicken und Dinge zu finden, auf die du dich in naher und ferner Zukunft freust. Je positiver dein Blick auf alles, was noch kommt, ist, desto besser kannst du auch mit gegenwärtigen Herausforderungen im Alltag umgehen.

Tag 30: Zehn wundervolle Eigenschaften entdecken

Eine Übung, die dir vorher in diesem Buch schon einmal begegnet ist und an dieser Stelle nochmals aufgegriffen werden soll: Schreibe dir zehn Eigenschaften auf, die du an dir schätzt und die du für besonders hältst. Dabei kann es sich um deine Disziplin oder Zuverlässigkeit genau wie um deinen Humor, deine Loyalität oder um deinen ansteckenden Optimismus handeln. Egal, was genau es ist, entscheidend ist dabei vor allem, dass du dir bewusst machst, wie viele positive Eigenschaften in dir stecken!

Tag 31: Etwas ganz Neues wagen

Kommen wir noch einmal zum Thema „Komfortzone“: Für deine Entwicklung ist es unerlässlich, regelmäßig Neues zu wagen, sich auf neue Erfahrungen einzulassen und nicht immer im gleichen Trott zu verharren. Traue dich heute, etwas Neues auszuprobieren, und sei es nur der Besuch eines Schwimmbads oder eines exotischen Restaurants, wo du bisher nicht hingegangen bist.

Tag 32: Frei und selbstbewusst handeln

Ein wenig mehr Gleichgültigkeit, das heißt die passende Egal-Einstellung in Bezug auf die Meinung anderer Menschen ist, wie du bereits weißt, viel wert. Das macht dich frei und unabhängig, und du traust dir viel mehr zu. Gibt es Dinge, die du bisher nicht gemacht hast, weil du Angst vor der Meinung anderer Menschen hattest? Vielleicht denkst du jetzt an ein bestimmtes Outfit, welches von deinem gewohnten Kleidungsstil abweicht, oder an eine auffällige Haarfarbe. Natürlich kann es sich genauso gut um weitaus bedeutendere Dinge handeln, beispielsweise um eine berufliche Veränderung oder um eine Reise, die du ganz allein unternehmen möchtest. Hauptsache, du stößt heute zukünftige Handlungen an, ohne dich von den Meinungen anderer beeinflussen zu lassen.

Tag 33: Mit einer Ist- und Soll-Liste abschließen

Heute ist der letzte Tag deiner großen To-do-Liste. Erstelle dir noch einmal eine Liste mit deinem aktuellen Ist-Zustand und deinem Soll-Zustand. Vergleiche sie mit der Liste, die du am ersten Tag zusammengestellt hattest. In etwas über einem Monat dürfte sich dein Empfinden und dein Blick auf dich selbst bereits verändert haben.

Hast du das erreicht, was du dir erhofft hattest, und in welchen Bereichen besteht weiterhin Handlungsbedarf? Führe einen ehrlichen Rückblick durch und betrachte deinen aktuellen Status, um zu sehen, wo du momentan stehst. Nach 33 Tagen hast du hoffentlich einen positiven, klaren Blick auf die Zukunft gewinnen können und dir erfüllende Ziele gesetzt. Dadurch weißt du, wie es nun für dich weitergeht und wie du dich weiterhin um die Gestaltung eines wunderbaren Lebens kümmern kannst.

Schlusswort

Das Leben bringt Ereignisse mit sich, an denen du wachsen oder aber zerbrechen kannst. Eine innere Stärke und psychische Widerstandskraft zu entwickeln, ist in der heutigen Zeit vielleicht wichtiger als je zuvor. Schließlich müssen wir im Beruf genau wie im Privatleben vieles leisten und mit den unterschiedlichsten Ereignissen zurechtkommen, die eine echte Herausforderung darstellen können. Einigen Menschen fällt es leichter als anderen, mit solchen Herausforderungen, Krisen und schwierigen Situationen zurechtzukommen. Das ist ganz normal, denn der Grad an Resilienz, über den wir verfügen, ist nicht bei allen Menschen gleich. Der Vorteil ist jedoch, dass sich Resilienz trainieren lässt.

Wenn du innerlich stärker werden und voller Zufriedenheit und Gelassenheit durchs Leben gehen möchtest, dann ist der Aufbau von Resilienz für dich unabdingbar. Schließlich sind Schicksalsschläge für jeden von uns schlimm. Jedoch haben sich einige Menschen eine größere innere Widerstandskraft angeeignet als andere und können dadurch resilienter auf solche Ereignisse reagieren. Dabei sollte man allerdings nicht vergessen, dass ihr innerer Kampf von außen oftmals gar nicht wahrgenommen wird.

Passend dazu ist dieses Buch bewusst an die Autobiografie von Vanessa Lehnert angelehnt und zeigt, wie hart der Weg (zurück) zu einem erfüllten Leben manchmal ist. Unabhängig davon, ob es um sofort erkennbare oder zunächst unsichtbare Beeinträchtigungen geht, diese prägen die Betroffenen. So ist es nach jeglichem Schicksalsschlag schwer, wieder ins Leben zurückzufinden und zu lernen, unter den veränderten Bedingungen weiterzumachen. Was hilft, ist, von Menschen zu lernen, die es geschafft haben, mit ihren Beeinträchtigungen zu leben, und sich ein erfülltes Leben aufgebaut haben.

Ganz egal, ob du dir insgesamt mehr innere Stärke wünschst oder ob du nach einem Schicksalsschlag wieder ins Leben zurückfinden möchtest: In diesem Buch findest du Tipps und viele Hinweise, wie dir dies gelingen kann. Ein positiver Blick in die Zukunft sowie die Akzeptanz dessen, was sich eben nicht mehr rückgängig machen lässt, sind bedeutende Grundpfeiler für den Aufbau von Resilienz. Ändern lassen sich die Ereignisse der Vergangenheit nun mal nicht mehr, doch es ist möglich, seinen Blick auf die Zukunft zu richten und sich wieder ein lebenswertes Leben aufzubauen. Dabei will dieses Buch dir helfen: in allen Situationen weiterzumachen und dabei so stark wie nur möglich zu werden, ohne je den Mut zu verlieren!

Impressum:

Deutschsprachige Erstausgabe 2022

Vanessa Lehnert
Harffstraße 71
40591 Düsseldorf
Deutschland

Book layout Guadalupe Vazquez(Lucía Colella)

Printed in Poland
by Amazon Fulfillment
Poland Sp. z o.o., Wrocław

14229754R00071